"幸福呼吸"中国慢阻肺分级诊疗规范化推广项目

中国 18 个地市
慢性阻塞性肺疾病
诊疗报告

COPD

主 编 王 辰
副主编 杨 汀 贾存波

人民卫生出版社
·北 京·

版权所有，侵权必究！

图书在版编目（CIP）数据

中国 18 个地市慢性阻塞性肺疾病诊疗报告 / 王辰主编 . —北京：人民卫生出版社，2020.11
ISBN 978-7-117-30789-5

Ⅰ.①中… Ⅱ.①王… Ⅲ.①慢性病 — 阻塞性肺疾病 — 诊疗 — 研究报告 — 中国 Ⅳ.①R563.9

中国版本图书馆 CIP 数据核字（2020）第 208204 号

人卫智网	**www.ipmph.com**	医学教育、学术、考试、健康，购书智慧智能综合服务平台
人卫官网	**www.pmph.com**	人卫官方资讯发布平台

中国 18 个地市慢性阻塞性肺疾病诊疗报告

Zhongguo 18 Ge Dishi Manxing Zusexing Feijibing
Zhenliao Baogao

主　　编：王　辰
出版发行：人民卫生出版社（中继线 010-59780011）
地　　址：北京市朝阳区潘家园南里 19 号
邮　　编：100021
E - mail：pmph @ pmph.com
购书热线：010-59787592　010-59787584　010-65264830
印　　刷：三河市潮河印业有限公司
经　　销：新华书店
开　　本：787 × 1092　1/16　　印张：7
字　　数：162 千字
版　　次：2020 年 11 月第 1 版
印　　次：2020 年 11 月第 1 次印刷
标准书号：ISBN 978-7-117-30789-5
定　　价：69.00 元
打击盗版举报电话：010-59787491　E-mail：WQ @ pmph.com
质量问题联系电话：010-59787234　E-mail：zhiliang @ pmph.com

编 者（按姓氏笔画排序）

王 辰　中国医学科学院北京协和医学院

王 玮　中国医科大学附属第一医院

王 杰　中国健康促进与教育协会

王 斌　湖州市中心医院

王晓平　呼伦贝尔市人民医院

王晓玲　安康市中医医院

牛宏涛　中日友好医院

文戈弋　中日友好医院

文富强　四川大学华西医院

方 方　中日友好医院

尹辉明　湖南医药学院第一附属医院

邓爱兵　沧州市人民医院

叶贤伟　贵阳市第一人民医院

史瑞峰　呼伦贝尔市人民医院

巩师毅　中日友好医院

达春和　白银市第一人民医院

曲木诗玮　中日友好医院

曲仪庆　山东大学齐鲁医院

吕燕平　周口市中心医院

任晓霞　中日友好医院

刘 欢　湘潭市中心医院

刘权贤　遵义医科大学附属医院

刘艳红　银川市第一人民医院

刘晓菊　兰州大学第一医院

刘瑞雪　中日友好医院

闫建华　赤峰宝山医院

安玉东　白银市第一人民医院

许建英　山西医学科学院山西大医院

孙耕耘　安徽医科大学第一附属医院

孙淑春　赤峰宝山医院

孙德俊　内蒙古自治区人民医院

李 杉　中日友好医院

李 丽　大庆油田总医院

李 勇　中日友好医院

李 雯　浙江大学医学院附属第二医院

李 颖　通化市人民医院

李林啸　通化市人民医院

李秋根　江西省人民医院

李津娜　天津医科大学总医院

李雪昕　中日友好医院

杨 汀　中日友好医院

杨 岚　西安交通大学第一附属医院

杨亚芳　大同市第三人民医院

杨国儒　潍坊市第二人民医院

杨露露　中日友好医院

肖 伟　山东大学齐鲁医院

肖志华　大同市第三人民医院

邱英鹏　国家卫生健康委卫生发展研究中心

何慧靖　中国医学科学院

谷晓颖　中日友好医院

张 捷　吉林大学第二医院

张云辉　云南省第一人民医院

3

前　言

　　慢性阻塞性肺疾病（简称慢阻肺）是严重危害我国人民健康的常见慢性呼吸疾病。我国最新流行病学调查显示全国有近 1 亿慢阻肺患者，慢阻肺位居我国居民死因第三位，导致相应的寿命损失年也位居第三位，在我国构成了重大的疾病负担。但我国慢阻肺防治现状极其严峻，慢阻肺知晓率、治疗率低，肺功能普及率、检查率低，且具有显著的城乡差异，是我国常见慢病防治工作领域的一大短板。

　　随着我国经济的发展和居民对健康照护需求的提高，我国政府在慢性呼吸疾病，尤其是慢阻肺方面，陆续推出相关政策，推动慢性呼吸疾病防治工作的开展。2016 年 12 月，国家卫生和计划生育委员会办公厅发布《慢性阻塞性肺疾病分级诊疗服务技术方案》，明确了各级医疗机构在慢阻肺防治工作中的定位和作用。2017 年 2 月，国务院发布《中国防治慢性病中长期规划（2017—2025 年）》，提出慢性呼吸疾病死亡率控制目标和肺功能检查率提高目标，并将肺功能检查纳入 40 岁以上人群常规体检范围。2018 年 11 月发布的《国家基本药物目录（2018 年版）》纳入了慢阻肺长期治疗的多种吸入药物，为基层慢阻肺长期规范管理提供了保障。2019 年 7 月发布的《健康中国行动（2019—2030 年）》是我国首次公布的健康领域的中长期规划，在 15 个专项行动计划中明确提出开展以慢阻肺为代表的慢性呼吸疾病防治专项行动。2019 年 10 月，在第十三届全球防治慢性呼吸疾病联盟（Global Alliance Against Chronic Respiratory Diseases，GARD）常规会议上，世界卫生组织联合 GARD 发布《国际肺部健康促进行动北京宣言》，倡导加强基层慢性呼吸疾病防治能力和体系建设。从社会民众、医学界到政府，对慢阻肺为代表的慢性呼吸疾病防治工作的重要性的认识越来越高，对在全国范围内落地开展基层慢阻肺防治工作的需求也越来越大。

　　在政府重视和居民需求的背景下，为提高基层慢阻肺诊疗水平，推广慢阻肺规范诊治，满足居民的健康需求，同时在全国范围内落地慢阻肺分级诊疗工作提供试点经验，由王辰院士牵头开展了"幸福呼吸"中国慢阻肺分级诊疗规范化推广项目。该项目得到了国家卫生健康委员会大力支持，项目试点地区各级卫生健康委员会亦正式发文支持，使本项目能够由政府、专家、基层医生和社区民众通力协作，顺利落地实施，取得良好效果。

　　自 2017 年 11 月起，"幸福呼吸"中国慢阻肺分级诊疗规范化推广项目一期在全国 8 个地区开展慢阻肺筛查和规范管理工作，并在 2018 年 11 月将项目二期工作推广至全国共 18

个地区,覆盖总人口为 7 352.7 万人。在项目开展的两年时间内,从项目设计启动、肺功能仪的分发配备、线上与线下培训,到慢阻肺现场筛查和规范管理随访,项目组和试点地区专家及工作人员付出大量心血,取得了令人瞩目的成果。截至 2019 年 1 月 31 日,各地共完成 100 万人慢阻肺问卷筛查、15.3 万人肺功能筛查,并将 7 516 例慢阻肺患者纳入规范管理随访。项目实施期间,项目组对全国 18 个地区各级医疗机构 2017 年和 2018 年慢阻肺诊疗情况进行调查,了解各地区慢阻肺诊治能力现状。

"幸福呼吸"中国慢阻肺分级诊疗规范化推广项目创新性地建立了从国家呼吸中心到基层一级医疗机构对慢阻肺防治模式,将政府部门指导、省级专家参与、地市级医院牵头、县乡村基层医疗机构落实有机结合,同时启动了基于"幸福呼吸"中国慢阻肺分级诊疗规范化推广项目的大型研究。

本书是对"幸福呼吸"中国慢阻肺分级诊疗规范化推广项目两年间开展的慢阻肺筛查和规范管理数据的总结分析,同时,分析了项目试点地区慢阻肺诊治能力现状,既是对项目实施两年成果的总结,也是希望能够总结与分析来自我国基层的慢阻肺诊治一手资料,建立符合我国国情的慢阻肺分级诊疗政策落地实施的范本,提高基层慢性呼吸疾病诊治能力,以实际行动践行"健康中国 2030"行动计划。

"幸福呼吸"中国慢阻肺分级诊疗规范化推广项目组

2020 年 9 月 20 日

目　录

第一部分

"幸福呼吸"中国慢阻肺分级诊疗规范化推广项目基本情况介绍

第一章

项目背景

第一节 慢阻肺的流行病学和诊治现状

一、慢阻肺的流行病学

慢阻肺是我国最常见的慢性呼吸疾病,据最新的全国慢阻肺流行病学——中国成人肺部健康研究(China Pulmonary Health Study,CPHS)的调查结果显示,2012—2015 年我国 20 岁及以上居民慢阻肺患病率为 8.6%,其中 20~39 岁居民患病率为 2.1%,40 岁及以上患病率 13.7%,男性为 11.9%,女性为 5.4%,农村为 9.6%,城市为 7.4%;根据 2015 年普查人口估算,全国有 9 990 万名慢阻肺患者,男性为 6 840 万人,女性为 3 150 万人。同期,全国居民慢阻肺监测数据显示,40 岁及以上居民慢阻肺患病率为 13.6%,其中男性为 19.0%,女性为 8.1%,城市为 12.2%,农村为 14.9%;慢阻肺呈现明显的年龄和性别分布特征,患病率随年龄增加而上升,40 岁之后上升幅度显著,男性的慢阻肺患病率高于女性,性别差异在 40 岁后尤为明显,据全国慢阻肺调查数据显示,70 岁及以上男性的患病率为女性的 2.15 倍。城乡之间,农村的慢阻肺患病率较高,农村 20 岁及以上居民慢阻肺患病率为 9.6%,城市为 7.4%;区域之间的慢阻肺患病率存在差异,据 2014—2015 年全国居民慢阻肺监测数据,中国西南地区慢阻肺患病率最高(20.2%),中部地区最低(10.2%)。

在我国,慢阻肺位居单病种死因第三位,疾病负担也位居单病种第三位。根据全球疾病负担最新数据,2017 年我国慢阻肺死亡率为 68.38/10 万,死亡人数约 96.59 万人,伤残调整寿命年(disability-adjusted life years,DALYs)为 2 041.78 万人年,其中因疾病过早死亡导致的寿命损失年(years of life lost,YLLs)为 1 344.16 万人年,因疾病伤残导致的健康寿命损失年(years lived with disability,YLDs)为 697.63 万人年。

二、慢阻肺诊断现状

目前我国慢阻肺诊断严重不足。据 CPHS 显示,慢阻肺患者仅 12.0% 既往接受过肺功能检查。肺功能检查集中在经济较发达地区的三级和二级医院,慢阻肺患者中既往诊断为慢阻肺者仅为 1.7%,诊断为肺气肿、哮喘和慢性支气管炎者分别为 6.7%、7.7% 和 25.2%,曾诊断为上述某一疾病者为 30.0%。近 60.0% 的慢阻肺患者在日常生活中无明显的呼吸系统症状,如频繁咳嗽、咳痰、反复喘息或呼吸困难。这导致患者很难因为症状前往医院就诊,而肺功能检查是确诊这种无症状或轻微症状早期慢阻肺患者的唯一方法。

但现阶段我国肺功能检查率低,全人群中仅 9.7% 的人接受过肺功能检查。在农村地区,由于普遍缺乏肺功能检查设备,诊断主要依靠临床症状;同时,由于乡村医师对慢阻肺及相关知识了解甚少,慢阻肺经常被诊断为慢性支气管炎、肺气肿等疾病。即便是在我国城镇的二级医院也未能普遍应用肺功能检查诊断慢阻肺,全国至少一半以上的二级医院未设置独立的呼吸与危重症医学科,缺乏肺功能检查设备,缺少呼吸专科医师,内科医师在慢阻肺诊治中不能有效贯彻和实施国家慢阻肺诊治指南和临床路径。基层医疗机构(包括社区卫生服务中心及乡镇卫生院)就更未将肺功能仪作为常规的医疗设备配置。基层全科医师不了解慢阻肺及相关疾病知识,慢阻肺诊断率低,由于慢阻肺没有像高血压、糖尿病一样进入国家基本公共卫生服务项目,基层医师未给慢阻肺患者建立档案,也未进行规范化长期管理。

三、慢阻肺治疗现状

我国患者对慢阻肺规范诊治认知程度低,对坚持长期治疗和自我管理认知较差。2010年对国内 11 家大型医院多中心患者治疗现状和自我认知的调查研究表明,59.1% 的患者认为慢阻肺的治疗目标是减轻症状。近 3 个月应用异丙托溴铵、噻托溴铵和茶碱缓释片治疗的患者分别占 39.8%、27.1% 和 53.7%;72.0% 的患者遵医嘱服药;80.0% 以上的患者不知道常用吸入药物的不良反应;42.2% 的患者经常服用抗生素;70.5% 的患者未接受过呼吸康复指导;77.4% 的患者认为慢阻肺需要长期规律治疗。这些数据来自三甲大型医院,在其他三级或二级医院慢阻肺患者遵医嘱用药的比例更低。

我国慢阻肺的治疗率低,医师不能完全按照慢阻肺诊治指南进行规范化治疗。医师常重视减轻患者症状和短期疗效,忽视慢阻肺长期治疗的计划、急性加重的预防和综合治疗的指导。在临床实践中,部分医师随意对慢阻肺患者进行降级治疗,甚至停止药物治疗。基层及大部分二级医院医师对慢阻肺稳定期患者应用口服激素和抗生素,随意确定疗程。此外,对于重症慢阻肺患者,氧疗及无创通气的使用常常不足。医师对慢阻肺患者的非药物治疗指导不足,健康教育、饮食和戒烟指导、康复治疗、长期氧疗、心理干预和自我管理等尚未在我国普及,以社区为基础的慢阻肺综合干预和长期管理尚未普遍开展。

第二节 慢阻肺相关的卫生政策

2012 年 5 月,卫生部等 15 部门联合制定《中国慢性病防治工作规划(2012—2015 年)》,其中将"40 岁以上慢性阻塞性肺病患病率控制在 8% 以内"作为到 2015 年须达到的具体目标,并提出"在 30% 以上的乡镇卫生院开展简易肺功能测定""有条件的地区开展慢性阻塞性肺病高风险人群发现和干预工作"等慢阻肺防控策略。

2014 年 10 月,国家卫生和计划生育委员会办公厅印发《中国居民慢性病与营养监测工作方案(试行)》,其具体目标之一是掌握我国不同地区、不同年龄及不同性别居民包括慢性阻塞性肺疾病在内的主要慢性病患病或发病现况。为此,在全国抽取 125 个点开展中国居民慢性阻塞性肺疾病监测试点,监测对象为在被抽取地区居住 6 个月以上的 40 岁及以上居民。这是国家首次将慢阻肺纳入中国居民慢性病与营养监测体系,长期、连续、系统地收集慢阻肺患病及相关影响因素的现况和变化趋势,为制定和调整慢阻肺防控相关政策提供科学依据。

2016 年 5 月,国家卫生和计划生育委员会办公厅印发《县医院医疗服务能力基本标准》和《县医院医疗服务能力推荐标准》,指出县医院医疗技术水平应满足县域居民的常见病、多发病诊疗,其中呼吸内科应掌握包括慢性阻塞性肺疾病分级与规范化治疗、慢性阻塞性肺疾病急性加重期的病原学检查及抗感染治疗、肺功能检查在内的基本医疗技术,并配有肺功能仪等基本设备。

2016 年 11 月,国家卫生和计划生育委员会办公厅对《慢性非传染性疾病综合防控示范区管理办法》进行修订后,制定《国家慢性病综合防控示范区建设管理办法》(以下简称《办法》),修订后《办法》主要任务包括"辖区社区卫生服务中心和乡镇卫生院提供简易肺功能测定服务""应用推广成熟的适宜技术,开展慢性阻塞性肺病等重大慢性病的筛查和早期诊断"等综合防控措施。本《办法》首次把"简易肺功能测定"和"慢性阻塞性肺疾病"列入国家慢性病综合防控示范区评选和复审内容,并将慢阻肺与心脑血管疾病、重点癌症、糖尿病一同列为重大慢性病开展综合防控工作。

2016 年 12 月,国家卫生和计划生育委员会办公厅发布《慢性阻塞性肺疾病分级诊疗服务技术方案》(以下简称《方案》),慢阻肺进入国家第二批分级诊疗试点疾病,此《方案》明确了不同级别医疗机构从慢阻肺早期疑诊、筛查到规范化诊治和终末期管理可分层发挥的不同作用,以及慢阻肺在不同医疗机构的双向转诊标准。《方案》旨在充分发挥团队服务的作用,指导慢阻肺患者合理就医和规范治疗,减轻呼吸道症状,减少疾病急性加重发生,预防、监测并积极治疗并发症,延缓肺功能的下降,改善生活质量。

2016 年 12 月,国务院印发《"十三五"卫生与健康规划》,在加强重大疾病防治任务中,强调建立以基层为重点的慢性病防控体系,加强国家综合防控示范区建设,加强慢性病的筛查和早期发现,并首次将肺功能检测纳入常规体检。

2017 年 2 月,国务院办公厅印发《中国防治慢性病中长期规划(2017—2025 年)》,关于慢性呼吸系统疾病提出具体目标:70 岁以下人群慢性呼吸系统疾病死亡率由基线的 11.96/10 万,到 2020 年下降 10%,到 2025 年下降 15%;40 岁以上居民肺功能检测率由基线的 7.1%,到 2020 年提高到 15%,到 2025 年提高到 25%。在实施早诊早治、降低高危人群发病风险的策略与措施中,提出促进慢性病早期发现,社区卫生服务中心和乡镇卫生院逐步提供简易肺功能测定等服务,将肺功能检查项目纳入 40 岁以上人群常规体检内容。

2018 年 11 月 1 日,《国家基本药物目录(2018 年版)》于全国正式施行,药物品种数量由原来的 520 种增加到 685 种,突出了常见病、慢性病的基本用药需求。呼吸系统用药新增了 20 余种,其中包括平喘药新增长效 M 受体阻滞剂(long-acting muscarinic antagonist,LAMA)如噻托溴铵(吸入粉雾剂),长效吸入激素(inhaled corticosteroid,ICS)如丙酸氟替卡松(气雾剂)、布地奈德(气雾剂、吸入粉雾剂、混悬液),ICS/LABA 混合制剂如布地奈德福莫特罗(吸入粉雾剂)。《国家基本药物目录(2018 年版)》新增药物为慢阻肺规范化治疗和管理提供了基本用药需求保障,有利于基层慢阻肺防控及患者规范化长期管理。

2019 年 7 月,健康中国行动推进委员会印发《健康中国行动(2019—2030 年)》。在此之前,2016 年 10 月,中共中央、国务院印发了《"健康中国 2030"规划纲要》,规划强调了要实施慢性病综合防控战略,加强国家慢性病综合防控示范区建设,强化慢性病筛查和早期发现。这是我国首次公布健康领域中长期规划,明确了我国在卫生健康方面的宏伟蓝图和行动纲领。在《"健康中国 2030"规划纲要》这一总纲领下,《健康中国行动(2019—2030 年)》作为健康中国建设的施工图和路线图,承担着将规划内容落到实处的重要责任,并致力于动员全社会共建共享健康中国。

《健康中国行动(2019—2030 年)》明确实施 15 项专项行动,分为三大板块,在加强重大疾病防控板块中,开展以慢性阻塞性肺疾病为代表的慢性呼吸系统疾病防治行动。行动目标为:到 2022 年和 2030 年,40 岁及以上人群每年检查肺功能 1 次;40 岁及以上居民慢阻肺知晓率分别达到 15% 及以上和 30% 及以上;70 岁及以下人群慢性呼吸系统疾病死亡率下降到 9/10 万及以下和 8.1/10 万及以下。为达到目标,健康中国行动提出:除个人需关注慢阻肺常见症状、预防感冒、注意危险因素防护、主动进行肺功能检测外,社会和政府应采取将肺功能检查纳入 40 岁及以上人群常规体检内容;推动慢阻肺患者健康管理纳入国家基本公共卫生服务项目,落实分级诊疗制度,提高基层慢阻肺的早诊早治率和规范化管理率;加强基层医疗机构相关诊治设备和长期治疗管理用药配备等行动。

2019 年 9 月,健康中国行动慢性呼吸系统疾病防治行动主题推进活动在中华医学会呼吸病学分会年会上隆重启动,中国工程院副院长、中国医学科学院北京协和医学院院校长王辰院士代表健康中国行动推进委员会专家咨询委员会宣读"同《健康中国行动》共呼吸——致公众与呼吸界的倡议书"。倡议书指出了慢性呼吸系统疾病在我国的严峻防治形势,呼吁社会公众主动了解呼吸系统疾病及其致病危险因素,避免接触危险因素,主动进行检查肺功能等行动;同时号召呼吸界同仁推广肺功能检查,加快推进基层医疗机构防诊治体系与能力建设,切实贯彻呼吸学科人才培养、科室建设、行业发展"三驾马车"发展方略等,为健康中国一路护航。

2019 年 10 月,世界卫生组织联合全球防治慢性呼吸疾病联盟(Global Alliance against Chronic Respiratory Diseases,GARD)发布的《国际肺部健康促进行动北京宣言》是全球首个关于呼吸疾病的行动宣言,其呼吁内容包括:对慢性呼吸疾病采取行动;促进多部门协作,控制慢性呼吸疾病危险因素;加强基层卫生体系建设,提高慢性呼吸疾病防治能力,实现全民健康覆盖;支持科学研究;加强合作以推进国家计划。

从国际到国内,从国家政府、呼吸学界到社会公众,对以慢阻肺为代表的慢性呼吸系统疾病认知水平正逐步提高,各项政策的相继出台也使慢阻肺等慢性呼吸系统疾病防治工作有了清晰的工作目标和实现路径,相信在未来社会各界的一同努力下,我国将迎来慢阻肺等慢性呼吸系统疾病防治工作新阶段。

第二章

项目介绍

根据我国慢阻肺的流行病学趋势显示,慢阻肺在我国具有高患病率、高致残率、高病死率、高疾病负担的"四高"特点,且诊断严重不足,经肺功能检测诊断为慢阻肺的患者比例低,基层医疗机构及医师按照指南规范化诊断和治疗率低,社会各界对于慢阻肺疾病的关注和重视程度与其疾病的发病形势严重不匹配。

近年来国家出台关于慢阻肺防控、筛查、早期诊断、用药及分级诊疗技术方案等一系列文件,并提出将慢阻肺患者管理纳入国家基本公共卫生服务项目。为积极响应和落实国家医改政策相关要求、推进医联体建设和发展,提升慢性阻塞性肺疾病在诊断、治疗、预防、教学及科研等方面的能力,更好地推动慢阻肺分级诊疗技术在全国的落实,在国家卫生健康委员会医政医管局、基层卫生健康司、疾病预防控制局的指导下,由国家呼吸临床研究中心·中日医院呼吸专科医联体(以下简称全国呼吸专科医联体)发起,中国健康促进与教育协会、全国呼吸专科医联体主办,中国医师协会协办,于 2017 年 11 月 15 日启动"幸福呼吸"中国慢阻肺分级诊疗规范化推广项目。

项目以全国呼吸专科医联体为依托,在全国 18 个省、自治区、直辖市设立 19 个慢阻肺分级诊疗试点地区,通过实施基层医师慢阻肺知识培训、慢阻肺诊疗技术普及与推广、慢阻肺疾病高危人群筛查、慢阻肺患者规范化诊断和长期随访管理、疑难危重症转诊及远程会诊,推动全国范围的慢阻肺分级诊疗与管理,落实国家分级诊疗制度,为慢性病防治政策的不断完善提供实践经验。

第一节　项目组织架构

"幸福呼吸"中国慢阻肺分级诊疗规范化推广项目组织架构如图 1-1 所示,试点地区及牵头单位详见表 1-1。

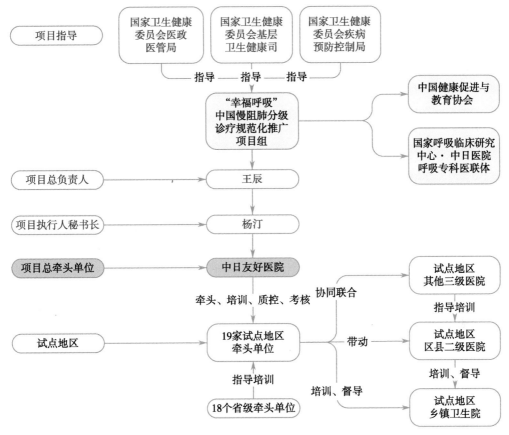

图1-1 "幸福呼吸"中国慢阻肺分级诊疗规范化推广项目组织架构

"幸福呼吸"中国慢阻肺分级诊疗规范化推广项目专家委员会

主任委员:王 辰

专家团队:于金良、王 玮、王 斌、文富强、尹辉明、史瑞峰、达春和、刘晓菊、
许建英、孙耕耘、孙德俊、李 丽、李秋根、李 勇、李 雯、李 颖、
杨 汀、杨 岚、杨国儒、肖 伟、肖志华、邱英鹏、何慧靖、张云辉、
张建勇、张晓菊、张 捷、张湘燕、陈 平、陈丽君、陈 宏、林其昌、
单广良、赵建平、赵 琨、胡成平、莫碧文、柴文戍、徐 锋、郭述良、
唐 甦、黄 茂、曹 洁、阎锡新、蒋明彦、程 文、潘春香

秘 书 长:杨 汀

副秘书长:贾存波、王 杰(中国健康促进与教育协会)

秘书处办公室:中日友好医院医改和医疗发展办公室

秘 书:黄 可、方 方、罗 楠

项目质控办公室:中日友好医院呼吸中心

质控负责人:杨 汀、李 勇、张春瑜

表 1-1 "幸福呼吸"中国慢阻肺分级诊疗规范化推广项目试点地区及牵头单位

分期	序号	启动时间	省/自治区/直辖市	地区	试点地区牵头单位
2018 年第一期	1	2018 年 1 月 6 日	山东省	潍坊市	潍坊市第二人民医院
	2	2018 年 1 月 6 日	内蒙古自治区	赤峰市	赤峰宝山医院
	3	2018 年 4 月 12 日	甘肃省	白银市	白银市第一人民医院
	4	2018 年 6 月 13 日	河北省	沧州市	沧州市人民医院
	5	2018 年 6 月 21 日	贵州省	遵义市	遵义医科大学附属医院
	6	2018 年 7 月 2 日	陕西省	安康市	安康市中医医院
	7	2018 年 8 月 16 日	河南省	周口市	周口市中心医院
	8	2018 年 8 月 29 日	北京市	朝阳区	中日友好医院
2019 年第二期	9	2018 年 12 月 29 日	湖南省	湘潭市	湘潭市中心医院
	10	2019 年 1 月 5 日	山西省	大同市	大同市第三人民医院
	11	2019 年 2 月 16 日	天津市	和平区	天津医科大学总医院
	12	2019 年 3 月 1 日	湖南省	怀化市	湖南医药学院第一附属医院
	13	2019 年 3 月 10 日	安徽省	黄山市	黄山市人民医院
	14	2019 年 3 月 15 日	吉林省	通化市	吉林省通化市人民医院
	15	2019 年 3 月 31 日	宁夏回族自治区	银川市	银川市第一人民医院
	16	2019 年 4 月 29 日	内蒙古自治区	呼伦贝尔市	呼伦贝尔市人民医院
	17	2019 年 5 月 17 日	辽宁省	锦州市	锦州医科大学附属第一医院
	18	2019 年 6 月 23 日	黑龙江省	大庆市	大庆油田总医院
	19	2019 年 10 月 23 日	浙江省	湖州市	湖州市中心医院

第二节 项目总体目标

项目将以呼吸专科医联体为依托,在全国各省、自治区、直辖市设立重点示范区,深入探索慢阻肺分级诊疗实施路径;拟在 3 年内推进全国 1 500 家医院(每年 500 家二级或以上级别医院、社区卫生服务中心/乡镇卫生院)的慢阻肺分级诊疗方案落地,提升慢阻肺疾病分级诊疗水平和慢阻肺疾病长期管理水平。

第三节 项目工作内容

一、重点开展以下几个方面工作

1. 开展慢阻肺分级诊疗临床诊治规范化培训,提升医师慢阻肺疾病诊治水平。

2. 在各级医疗机构开展肺功能筛查及检测规范化培训,提升慢阻肺疾病筛查率及诊断水平。

3. 开展远程会诊、教学培训、病例讨论等活动,提高各级医疗机构医师的临床实践水平。

4. 开展慢阻肺患者疾病宣传及教育,提高公众疾病认知。

5. 开展试点地区居民慢阻肺问卷筛查、肺功能筛查,对慢阻肺疑似患者进行确诊,制订规范化诊疗方案并长期随访管理。

6. 建立试点地区慢阻肺分级诊疗双向转诊路径。

二、参与项目的各级医疗机构可获得以下提升

1. 提升二 / 三级医院呼吸科医师慢性呼吸疾病诊治规范化水平及肺功能检测水平。

2. 提高基层卫生医疗机构慢阻肺疾病筛查及疾病整体管理能力,吸引慢性呼吸疾病患者就近前来就诊。

3. 为每家基层卫生医疗机构培养 1~2 名有呼吸疾病诊治特长的全科医师。

4. 促进各级医疗机构间在呼吸与危重症医学科建立长期合作关系(包括双向转诊、上级医院专家定期社区出诊、基层医疗机构系统呼吸疾病培训等)。

5. 为基层卫生医疗机构提供呼吸疾病的管理软件、简易肺功能仪等相关设施。

6. 在上述慢阻肺分级诊疗工作的基础上,本项目还将开展适当的政策研究与项目评估和传播活动,通过有效的政策倡导,推进有利于慢阻肺分级诊疗综合防治政策的制定和发展;通过有益的项目传播,将经过项目验证的有益做法向更多的地区进行介绍和推广。

同时,建立医联体内慢阻肺联防联治的人群管理信息,将为建立慢阻肺长期随访队列奠定基础,为动态观察慢阻肺的患病水平及其影响因素的变化趋势,以及人群慢阻肺早期干预措施提供研究数据与参考依据。

第四节 项目大事记

2017 年 11 月 21 日	"幸福呼吸"中国慢阻肺分级诊疗规范化推广项目启动会在北京召开,国家卫生健康委员会医政医管局张宗久局长、基层卫生健康司刘利群副巡视员、项目组专家委员会主任委员王辰院士、中国健康促进与教育协会常务副会长兼秘书长黄泽民、中日友好医院周军书记出席会议并讲话,第一批 8 个试点地区卫生行政部门负责人、牵头医院负责人、呼吸学科负责人参加会议。
2018 年 1 月 6 日	"幸福呼吸"中国慢阻肺分级诊疗规范化推广项目山东省潍坊地区启动会在潍坊市第二人民医院召开。
2018 年 1 月 26 日	"幸福呼吸"中国慢阻肺分级诊疗规范化推广项目内蒙古自治区赤峰地区启动会在赤峰宝山医院召开。
2018 年 4 月 12 日	"幸福呼吸"中国慢阻肺分级诊疗规范化推广项目甘肃省白银地区启动会在白银市第一人民医院召开。
2018 年 6 月 13 日	"幸福呼吸"中国慢阻肺分级诊疗规范化推广项目河北省沧州地区启动会在沧州市人民医院召开。
2018 年 6 月 21 日	"幸福呼吸"中国慢阻肺分级诊疗规范化推广项目贵州省遵义地区启动会在遵义医科大学附属医院召开。

2018 年 7 月 2 日	"幸福呼吸"中国慢阻肺分级诊疗规范化推广项目陕西省安康地区启动会在安康市中医医院召开。
2018 年 8 月 16 日	"幸福呼吸"中国慢阻肺分级诊疗规范化推广项目河南省周口地区启动会在周口市中心医院召开。
2018 年 8 月 29 日	"幸福呼吸"中国慢阻肺分级诊疗规范化推广项目北京市朝阳区启动会在中日友好医院召开。
2018 年 9 月 26 日	"幸福呼吸"中国慢阻肺分级诊疗规范化推广项目微信公众号正式上线。
2018 年 10 月 18 日	甘肃省白银地区"幸福呼吸"中国慢阻肺分级诊疗规范化推广项目工作流程、简易肺功能仪操作、慢阻肺数据管理系统培训。
2018 年 10 月 19 日	中国慢阻肺疾病分级诊疗数据管理系统正式上线。
2018 年 11 月 12 日	中国慢阻肺分级诊疗规范化网络培训平台上线。
2018 年 11 月 16 日	陕西省安康地区"幸福呼吸"中国慢阻肺分级诊疗规范化推广项目工作流程、简易肺功能仪操作、慢阻肺数据管理系统培训。
2018 年 11 月 17 日	北京市朝阳区"幸福呼吸"中国慢阻肺分级诊疗规范化推广项目工作流程、简易肺功能仪操作、慢阻肺数据管理系统培训。
2018 年 11 月 18 日	河北省沧州地区"幸福呼吸"中国慢阻肺分级诊疗规范化推广项目工作流程、简易肺功能仪操作、慢阻肺数据管理系统培训。
2018 年 11 月 19 日	贵州省遵义地区"幸福呼吸"中国慢阻肺分级诊疗规范化推广项目工作流程、简易肺功能仪操作、慢阻肺数据管理系统培训。
2018 年 11 月 21 日	"幸福呼吸"中国慢阻肺分级诊疗规范化推广项目 2018 执行总结会暨 2019 二期项目启动会在北京召开。国家卫生健康委员会医政医管局张宗久局长、基层卫生健康司刘利群副巡视员、中国健康促进与教育协会常务副会长兼秘书长黄泽民、中日友好医院周军书记、葛兰素史克中国区总经理魏廉昇出席会议并致辞,项目专家委员会主任委员王辰院士通过视频发来祝贺,项目一二期试点地区卫生行政部门负责人、牵头医院负责人及项目负责人参加会议。
2018 年 11 月 27 日	山东省潍坊地区"幸福呼吸"中国慢阻肺分级诊疗规范化推广项目工作流程、简易肺功能仪操作、慢阻肺数据管理系统培训。
2018 年 12 月 10 日	"幸福呼吸"中国慢阻肺分级诊疗规范化推广项目官方网站正式上线。
2018 年 12 月 17 日	内蒙古自治区赤峰地区"幸福呼吸"中国慢阻肺分级诊疗规范化推广项目工作流程、简易肺功能仪操作、慢阻肺数据管理系统培训。
2018 年 12 月 28 日	河南省周口地区"幸福呼吸"中国慢阻肺分级诊疗规范化推广项目工作流程、简易肺功能仪操作、慢阻肺数据管理系统培训。
2018 年 12 月 29 日	"幸福呼吸"中国慢阻肺分级诊疗规范化推广项目湖南省湘潭地区启动会在湘潭市中心医院召开。
2019 年 1 月 5 日	"幸福呼吸"中国慢阻肺分级诊疗规范化推广项目山西省大同地区启动会在大同市第三人民医院召开。
2019 年 2 月 16 日	"幸福呼吸"中国慢阻肺分级诊疗规范化推广项目天津市和平区启动会在天津医科大学总医院召开。
2019 年 3 月 1 日	"幸福呼吸"中国慢阻肺分级诊疗规范化推广项目湖南省怀化地区启动会在湖南医药学院第一附属医院召开。

2019年3月6—8日	"幸福呼吸"中国慢阻肺分级诊疗规范化推广项目质控组赴甘肃省白银地区牵头单位白银市第一人民医院及当地基层医疗机构进行项目质控,检查与指导基层慢阻肺问卷筛查、肺功能检查及规范化管理工作,了解基层项目开展的问题和困难。
2019年3月10日	"幸福呼吸"中国慢阻肺分级诊疗规范化推广项目安徽省黄山地区启动会在黄山市人民医院召开。
2019年3月15日	"幸福呼吸"中国慢阻肺分级诊疗规范化推广项目吉林省通化地区启动会在通化市人民医院召开。
2019年3月31日	"幸福呼吸"中国慢阻肺分级诊疗规范化推广项目宁夏回族自治区银川地区启动会在银川市第一人民医院召开。
2019年4月15—16日	"幸福呼吸"中国慢阻肺分级诊疗规范化推广项目质控组赴河南省周口地区牵头单位周口市人民医院及当地基层医疗机构进行项目质控,检查与指导基层慢阻肺问卷筛查、肺功能检查及规范化管理工作,了解基层项目开展的问题和困难。
2019年4月16—17日	"幸福呼吸"中国慢阻肺分级诊疗规范化推广项目质控组赴贵州省遵义地区牵头单位遵义医科大学附属医院及当地基层医疗机构进行项目质控,检查与指导基层慢阻肺问卷筛查、肺功能检查及规范化管理工作,了解基层项目开展的问题和困难。
2019年4月23—24日	"幸福呼吸"中国慢阻肺分级诊疗规范化推广项目质控组赴河北省沧州地区牵头单位沧州市人民医院及当地基层医疗机构进行项目质控,检查与指导基层慢阻肺问卷筛查、肺功能检查及规范化管理工作,了解基层项目开展的问题和困难。
2019年4月24—25日	"幸福呼吸"中国慢阻肺分级诊疗规范化推广项目质控组赴陕西省安康地区牵头单位安康市中医医院及当地基层医疗机构进行项目质控,检查与指导基层慢阻肺问卷筛查、肺功能检查及规范化管理工作,了解基层项目开展的问题和困难。
2019年4月27日	"幸福呼吸"中国慢阻肺分级诊疗规范化推广项目专家顾问会在北京召开,项目专家委员会50余名专家出席会议,并就项目在试点地区推进、研究工作如何进一步开展进行讨论与交流。
2019年4月29日	"幸福呼吸"中国慢阻肺分级诊疗规范化推广项目内蒙古自治区呼伦贝尔地区启动会在呼伦贝尔市人民医院召开。
2019年5月17日	"幸福呼吸"中国慢阻肺分级诊疗规范化推广项目辽宁省锦州地区启动会在锦州医科大学附属第一医院召开。
2019年6月23日	"幸福呼吸"中国慢阻肺分级诊疗规范化推广项目黑龙江省大庆地区启动会在大庆油田总医院召开。
2019年6月29日上午	"幸福呼吸"中国慢阻肺分级诊疗规范化推广项目临床研究中外专家讨论会在福建省福州市召开,项目专家委员会主任委员王辰院士、Christopher Cooper教授出席会议并对项目研究工作进行指导。
2019年6月29日晚上	"幸福呼吸"中国慢阻肺分级诊疗规范化推广项目中期总结会在福建省福州市召开,项目专家委员会主任委员王辰院士出席会议并讲话,项目组对整体工作进展、质控发现的问题和未来研究方向进行汇报,白银、怀化、银川三个试点地区进行经验分享。
2019年7月15日	"幸福呼吸"中国慢阻肺分级诊疗规范化推广项目便携式肺功能仪操作教学视频正式上线。
2019年7月26日	湖南省怀化地区"幸福呼吸"中国慢阻肺分级诊疗规范化推广项目工作流程、简易肺功能仪操作、慢阻肺数据管理系统培训。

2019 年 7 月 27 日	湖南省湘潭地区"幸福呼吸"中国慢阻肺分级诊疗规范化推广项目工作流程、简易肺功能仪操作、慢阻肺数据管理系统培训。
2019 年 8 月 1 日	天津市和平区"幸福呼吸"中国慢阻肺分级诊疗规范化推广项目工作流程、简易肺功能仪操作、慢阻肺数据管理系统培训。
2019 年 8 月 2 日	山西省大同地区"幸福呼吸"中国慢阻肺分级诊疗规范化推广项目工作流程、简易肺功能仪操作、慢阻肺数据管理系统培训。
2019 年 8 月 6 日	内蒙古自治区呼伦贝尔地区"幸福呼吸"中国慢阻肺分级诊疗规范化推广项目工作流程、简易肺功能仪操作、慢阻肺数据管理系统培训。
2019 年 8 月 9 日	宁夏回族自治区银川市"幸福呼吸"中国慢阻肺分级诊疗规范化推广项目工作流程、简易肺功能仪操作、慢阻肺数据管理系统培训。
2019 年 8 月 13 日	黑龙江省大庆地区"幸福呼吸"中国慢阻肺分级诊疗规范化推广项目工作流程、简易肺功能仪操作、慢阻肺数据管理系统培训。
2019 年 8 月 17 日	安徽省黄山地区"幸福呼吸"中国慢阻肺分级诊疗规范化推广项目工作流程、简易肺功能仪操作、慢阻肺数据管理系统培训。
2019 年 8 月 29 日	辽宁省锦州地区"幸福呼吸"中国慢阻肺分级诊疗规范化推广项目工作流程、简易肺功能仪操作、慢阻肺数据管理系统培训。
2019 年 9 月 6 日	吉林省通化地区"幸福呼吸"中国慢阻肺分级诊疗规范化推广项目工作流程、简易肺功能仪操作、慢阻肺数据管理系统培训。
2019 年 10 月 23 日	"幸福呼吸"中国慢阻肺分级诊疗规范化推广项目浙江省湖州地区启动会在湖州市中心医院召开。
2019 年 10 月 25 日	"幸福呼吸"中国慢阻肺分级诊疗规范化推广项目患者手机居家康复管理 APP 进行线上操作培训。
2019 年 11 月 11 日	"幸福呼吸"中国慢阻肺分级诊疗规范化推广项目患者手机居家康复管理 APP 正式上线。
2019 年 11 月 14 日	"幸福呼吸"中国慢阻肺分级诊疗规范化推广项目基层辅助决策系统上线。

第二部分

"幸福呼吸"试点地区基本情况

第一章

人口学分布

"幸福呼吸"中国慢阻肺分级诊疗规范化推广项目一期和二期18个地市共覆盖人口7 352.70万人,其中40岁以上人口有2 854.32万人。按照项目要求40岁以上人群筛查10%,各地应该筛查的人数合计为285.43万人。人口学分布情况详见表2-1。

表2-1 人口学分布

单位:万人

省/自治区/直辖市	地区	人口数	40岁以上人口
甘肃省	白银市	172.93	67.13
贵州省	遵义市	624.83	242.56
河北省	沧州市	755.49	293.28
河南省	周口市	876.22	340.15
内蒙古自治区	赤峰市	431.5	167.51
山东省	潍坊市	936.3	363.47
陕西省	安康市	266.1	103.30
北京市	朝阳区	373.9	145.15
宁夏回族自治区	银川市	322.21	125.08
湖南省	湘潭市	283.8	110.17
吉林省	通化市	217.15	84.30
天津市	和平区	28.5	11.06
辽宁省	锦州市	296.4	115.06
安徽省	黄山市	138.4	53.73
湖南省	怀化市	495	192.16
山西省	大同市	344.24	133.63
黑龙江省	大庆市	273.1	106.02
内蒙古自治区	呼伦贝尔市	252.92	98.18
浙江省	湖州市	263.71	102.37
合计		7 352.7	2 854.32

第二章

医疗资源分布

第一节 不同级别医院分布

截至2019年11月,"幸福呼吸"中国慢阻肺分级诊疗规范化推广项目共计覆盖全国18个地区(浙江省湖州市启动较晚,暂未纳入统计分析),共1 386家医疗机构参与了本次基线问卷调查,其中三级医疗机构40家、二级医疗机构175家、一级医疗机构1 171家。各地区具体情况详见表2-2和表2-3。

表2-2 项目第一期医疗机构

单位:家

地区	三级医疗机构	二级医疗机构	一级医疗机构	地区牵头单位	省级牵头医院
北京市朝阳区	3	2	27	中日友好医院	中日友好医院
甘肃省白银市	2	2	42	白银市第一人民医院	兰州大学第一医院
陕西省安康市	1	31	16	安康市中医医院	西安交通大学第一附属医院
内蒙古自治区赤峰市	2	2	37	赤峰宝山医院	内蒙古自治区人民医院
河北省沧州市	1	8	28	沧州市人民医院	河北医科大学第二附属医院
山东省潍坊市	7	26	487	潍坊呼吸病医院	山东大学齐鲁医院
河南省周口市	1	NA	116	周口市中心医院	河南省人民医院
贵州省遵义市	7	14	9	遵义医科大学附属医院	贵州省人民医院

表2-3 项目第二期医疗机构

单位:家

地区	三级医疗机构	二级医疗机构	一级医疗机构	地区牵头单位	省级牵头单位
山西省大同市	2	10	20	大同市第三人民医院	山西医学科学院山西大医院
宁夏回族自治区银川市	2	4	78	银川市第一人民医院	宁夏医科大学总医院

续表

地区	三级医疗机构	二级医疗机构	一级医疗机构	地区牵头单位	省级牵头单位
安徽省黄山市	2	29	161	黄山市人民医院	安徽医科大学附属第一医院
辽宁省锦州市	2	4	22	锦州医科大学附属第一医院	中国医科大学附属第一医院
天津市和平区	1	3	8	天津医科大学总医院	天津医科大学总医院
黑龙江省大庆市	1	2	2	大庆油田总医院	哈尔滨医科大学附属第二医院
吉林省通化市	1	20	77	吉林省通化市人民医院	吉林大学附属第二医院
内蒙古自治区呼伦贝尔市	1	1	3	呼伦贝尔市人民医院	内蒙古自治区人民医院
湖南省湘潭市	2	1	22	湘潭市中心医院	中南大学湘雅二医院
湖南省怀化市	2	16	16	湖南医药学院第一附属医院	中南大学湘雅医院
浙江省湖州市				湖州市中心医院	浙江大学医学院附属第二医院

第二节 科室及床位分布

各地区参与本次项目调研的各级医疗机构总计 1 386 家(图 2-1),117 家设置呼吸与危重症医学科,普通病床床位共计 6 538 张(图 2-2),其中有 43 家设置了呼吸重症监护室(respiratory intensive care unit,RICU)。所有 40 家三级医疗机构中有 39 家(97.5%)开设呼吸与危重症医学科,其中 27 家(69.2%)设置了 RICU;所有 174 家二级医疗机构中有 78 家(44.8%)开设呼吸与危重症医学科,其中 16 家(20.5%)开设 RICU。二级医疗机构设置独立呼吸与

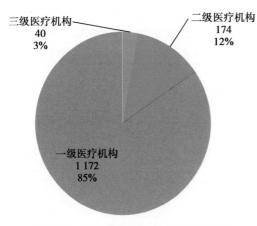

图 2-1 参与本次项目调研的医院数量

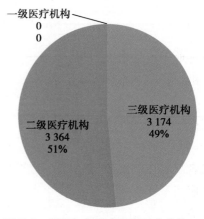

图 2-2 呼吸与危重症医学科床位数

危重症医学科的比例不到一半,没有独立的呼吸与危重症医学科,肺功能的开展、慢阻肺的规范管理就不可能真正落实。不同级别医疗机构呼吸与危重症医学科床位设置情况详见表2-4及图2-3。

表 2-4　不同级别医疗机构情况

级别	医院数量 / 家	开设呼吸与危重症医学科医院数量 / 家	呼吸与危重症医学科床位数 / 个	RICU 设立数量 / 家
三级医疗机构	40	39	3 174	27
二级医疗机构	174	78	3 364	16
一级医疗机构	1 172	0	0	0
总计	1 386	117	6 538	43

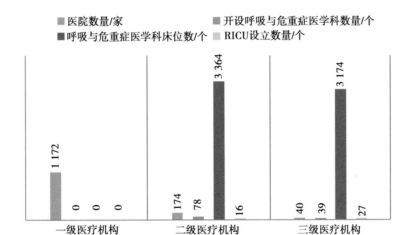

图 2-3　各级医疗机构科室及床位分布

第三节　呼吸疾病就诊情况

各地区参与本次项目调研的各级医疗机构总计1 386家(图2-4),其中40家(3%)三级医疗机构承担了项目总体54%的门诊量与22%的住院人次;174家(12%)二级医疗机构承担了45%的门诊量与50%的住院人次;1 172家(85%)一级医疗机构仅承担了项目总体1%的门诊量与28%的住院人次(表2-5,图2-5~图2-7)。基于对上述数据的分析,我们发现相比于一、二级医疗机构,数量较少的三级医疗机构承担了更多的诊疗任务;二级医疗机构住院患者反复住院次数相对高;一级医疗机构的诊疗能力需进一步加强。目前我国慢性阻塞性肺疾病患者的诊治、管理分布不合理,需进一步完善分级诊疗、双向转诊制度,改善目前医疗资源分布不均的情况。

表 2-5 项目试点地区总体呼吸病就诊情况

地区	机构数量 / 家	年门诊量 / 人	年住院人数 / 人	年住院人次 / 人次	再住院率
三级医疗机构	40(3%)	1 171 892(54%)	104 106(24%)	110 560(22%)	6.19%
二级医疗机构	174(12%)	967 727(45%)	191 879(45%)	251 524(50%)	31.08%
一级医疗机构	1 172(85%)	14 600(1%)	129 684(31%)	137 403(28%)	5.95%

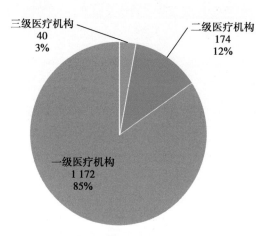

图 2-4 参与本次项目调研的医院数量

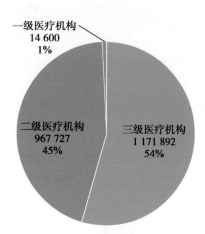

图 2-5 项目地区整体呼吸
疾病年门诊量

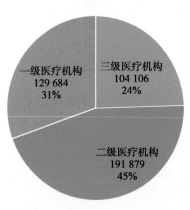

图 2-6 项目地区整体呼吸疾病年
住院人数

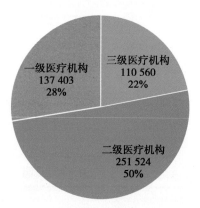

图 2-7 项目地区整体呼吸疾病年
住院人次数

第四节 医务人员分布

一、项目参与单位总体情况

本部分调查问卷总体应答率为 60.38%~63.26%,各地区均存在不同程度应答不全情况。根据调查情况,"幸福呼吸"中国慢阻肺分级诊疗规范化推广项目参与单位总体男性医务人员占 53.43%，女性占 46.57%；其中 <30 岁的医务人员占 19.61%，30~39 岁医务人员占 36.92%，40~49 岁医务人员占 27.27%，50~59 岁医务人员占 13.2%，>60 岁医务人员占 3%。职称分布情况为初级 33%、中级 38%、高级 9%，另有 20% 的医务人员尚未取得职称。医务人员执业资质构成为医师 95%、助理医师 5%，所有助理医师均来自一级医疗机构。以上项目在参加"幸福呼吸"中国慢阻肺分级诊疗规范化推广项目各地区间无显著差异（部分地区填报数量较少，存在一定信息偏倚）。学历构成为博士 2%、硕士 15%、本科 60%、专科 19%、高中及以下 4%。参与本项目医务人员学历以本科为主（60%），专科及以下学历者占 23%，有研究生教育经历者仅占 17%（图 2-8）。

二、项目各级医疗机构医务人员分布情况

（一）各级医疗机构医务人员性别分布情况

截至 2017 年，根据统计数据显示，各级医疗机构医务人员中男性占比均大于女性（图 2-9）。

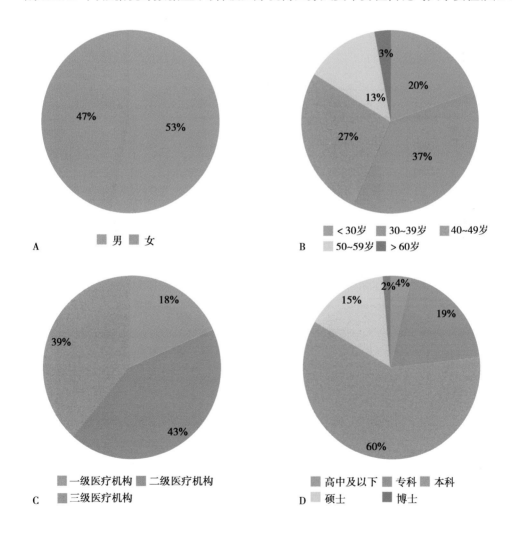

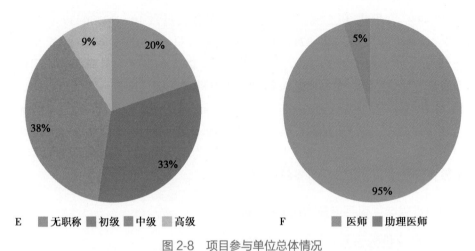

E ■无职称 ■初级 ■中级 ■高级　　　　F ■医师 ■助理医师

图 2-8　项目参与单位总体情况

A.医务人员性别构成;B.医务人员年龄分布;C.医务人员工作单位构成;
D.医务人员学历构成;E.医务人员职称分布;F.医务人员执业资质构成。

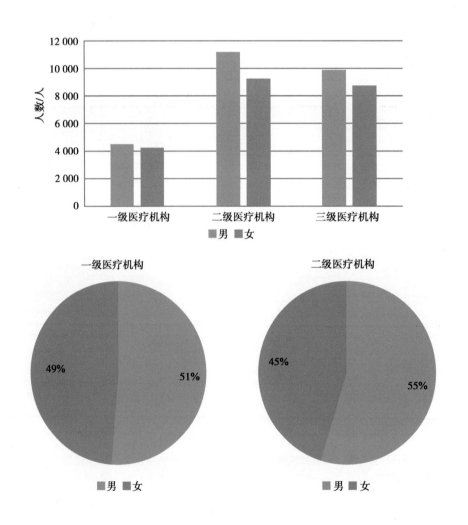

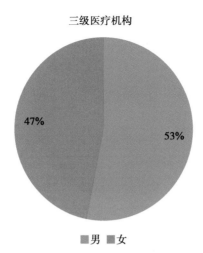

图 2-9　各级医疗机构医务人员性别分布

(二) 各级医疗机构医务人员年龄分布情况

各级医疗机构医务人员年龄分布无较大差异,一级医疗机构的医务人员以 40~49 岁年龄段为主,二级及三级医疗机构的医务人员则以 30~39 岁年龄段为主(图 2-10)。

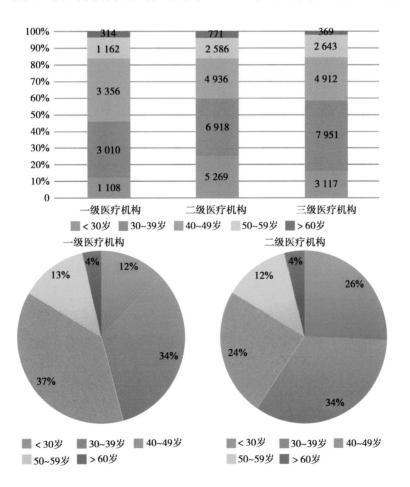

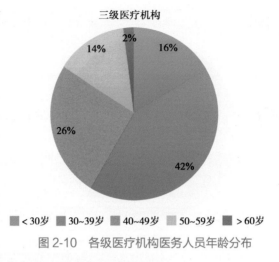

图 2-10　各级医疗机构医务人员年龄分布

（三）各级医疗机构医务人员学历分布情况

　　各级医疗机构医务人员学历分布均以本科学历为主，其中一级医疗机构中专科学历医务人员共计 3 687 人（41.2%），三级医疗机构中硕士学历医务人员共计 6 069 人（32.9%），而一级、二级医疗机构中硕士及博士普遍占比较少（图 2-11）。

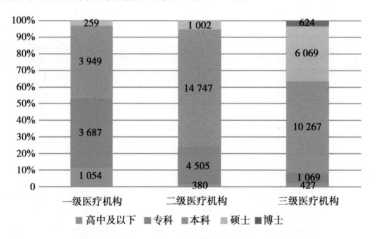

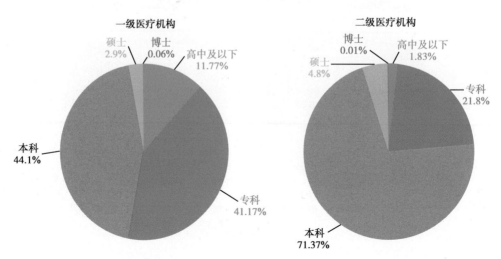

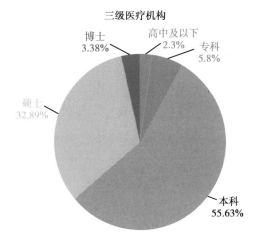

图 2-11　各级医疗机构医务人员学历分布

（四）各级医疗机构医务人员职称分布情况

各级医疗机构医务人员职称分布配比相似,各级医疗机构均以中级职称医务人员为主,其次为初级职称医务人员,高级职称医务人员占比最少(图 2-12)。

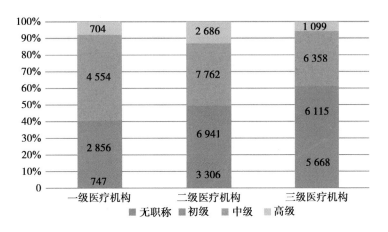

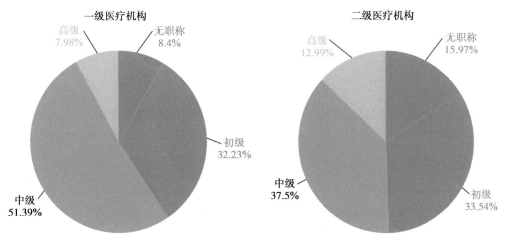

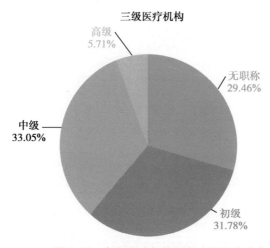

图 2-12 各级医疗机构医务人员职称分布

(五) 各级医疗机构医务人员执业资质构成情况

一级医疗机构共 8 805 名医务人员,其中执业医师 6 668 人 (75.73%),助理医师 2 137 人 (24.27%);二级医疗机构共 17 251 名执业医师,三级医疗机构共 18 364 名执业医师,因二级、三级医疗机构问卷中无助理医师数据,故此部分尚未统计(图 2-13)。

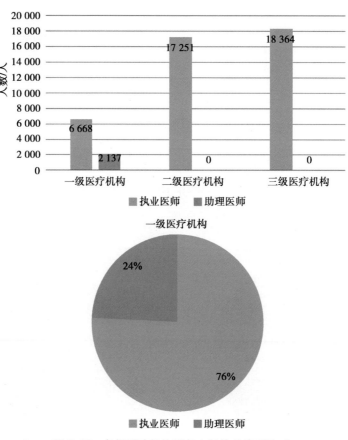

图 2-13 各级医疗机构医务人员执业资质构成

第三部分

"幸福呼吸"试点地区慢阻肺诊治基本情况

第一章

慢阻肺诊治基本情况

第一节 慢阻肺年门诊情况

慢阻肺维持治疗指的是慢阻肺稳定期的基本药物治疗及非药物治疗。维持治疗门诊开药人数可以在一定程度上反映出慢阻肺的门诊诊治情况。潍坊市、遵义市、怀化市、周口市、黄山市、银川市、安康市、北京市、天津市、白银市、湘潭市、大同市这 12 地市的慢阻肺全年开药总人数都在 10 000 人以上（图 3-1）。二级、三级机构慢阻肺维持治疗门诊人数为 239 121 人，占呼吸科门诊量比例为 11.2%，占全院年门诊量的 4.8%~4.9%（表 3-1）。一级医院慢阻肺维持治疗门诊人数为 302 288 人，占全科年门诊量比例为 1.3%（表 3-2）。

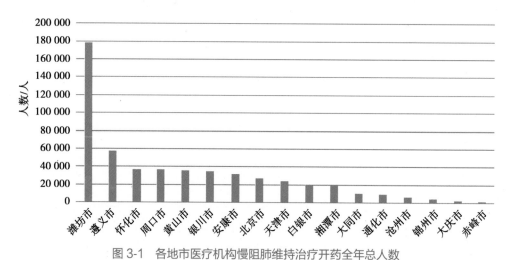

图 3-1 各地市医疗机构慢阻肺维持治疗开药全年总人数

表 3-1 二级、三级医院慢阻肺维持治疗门诊工作量

医院级别	医院数量/家	呼吸科室年门诊量/人	慢阻肺维持治疗门诊开药人数/人	慢阻肺维持门诊占呼吸科门诊量的比例
三级医疗机构	40	1 171 892	106 512	9.1%
二级医疗机构	174	967 727	132 609	13.7%
总计	214	2 139 619	239 121	11.2%

表 3-2　一级医院慢阻肺维持治疗门诊工作量

医院级别	医院数量 / 家	全年门诊量 / 人	慢阻肺维持治疗门诊开药人数 / 人	慢阻肺维持门诊占全部门诊量的比例
一级医疗机构	1 172	24 118 741	302 288	1.3%

第二节　慢阻肺门诊维持治疗情况

　　慢阻肺维持治疗的主要药物为吸入制剂,通常每支吸入药物是 1 个月的用量,因此需要每月处方一次吸入药物。目前并无医保吸入药物实际出库数据。以吸入药物处方数推测,吸入药物处方数占开药人数记录的平均比例为 38.4%。在北京市和天津市,这个比例超过100%,说明至少每位慢阻肺患者有一张处方是吸入药物,而其他地区这个比例则明显降低(图 3-2,表 3-3)。

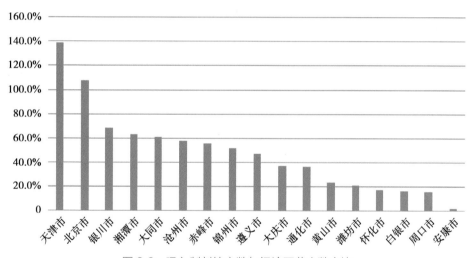

图 3-2　吸入制剂处方数与门诊开药人数之比

表 3-3　吸入制剂处方数与慢阻肺维持治疗门诊开药人数

地区	慢阻肺维持治疗门诊开药人数 / 人	吸入制剂处方数与门诊开药人数之比
天津市	24 122	139.4%
北京市	27 732	107.4%
银川市	35 591	68.9%
湘潭市	18 966	63.1%
大同市	10 959	61.1%
沧州市	6 333	58.0%
赤峰市	2 000	55.4%
锦州市	4 918	51.6%

续表

地区	慢阻肺维持治疗门诊开药人数 / 人	吸入制剂处方数与门诊开药人数之比
遵义市	57 260	47.5%
大庆市	2 320	37.1%
通化市	9 663	36.7%
黄山市	36 326	23.8%
潍坊市	177 996	21.1%
怀化市	37 508	17.1%
白银市	20 139	16.5%
周口市	36 940	15.9%
安康市	32 636	1.9%
总计	541 409	38.4%

第三节 慢阻肺因急性加重门急诊就诊情况

慢阻肺急性加重可以增加症状、降低生活质量、增加门诊急诊就诊率、增加住院率和死亡率。慢阻肺稳定期管理的主要目标就是预防急性加重,评估可根据"幸福呼吸"中国慢阻肺分级诊疗规范化推广项目各地市的慢阻肺急性加重门急诊人次数与慢阻肺维持治疗开药人数之比(图 3-3,表 3-4),如果该比例较低,可间接、部分、相对地反映慢阻肺的稳定期管理工作较有成效。其中,赤峰地区的慢阻肺急性加重门急诊人次与慢阻肺维持治疗开药人数之比为 238%。经核实,急性加重人次数为 5 674 人次,维持治疗人数为 2 000 人,该数字真实有效、触目惊心。据当地医务工作者反映,该地区慢阻肺患者群体以农民为主,经济困难者居多,无力长期支付吸入药物,同时治疗的主观意愿较弱。

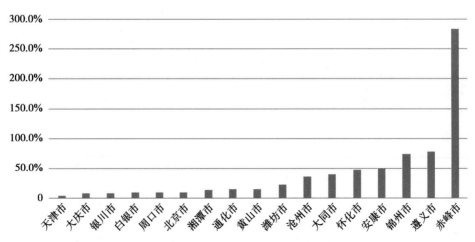

图 3-3 慢阻肺急性加重门急诊人次与慢阻肺维持治疗开药人数之比

表 3-4 慢阻肺急性加重门急诊人次数与维持治疗人数之比

地区	慢阻肺急性加重门急诊人次数与维持治疗人数之比
天津市	4.2%
大庆市	8.8%
银川市	8.9%
白银市	9.8%
周口市	10.3%
北京市	10.5%
湘潭市	13.9%
通化市	15.4%
黄山市	15.5%
潍坊市	23.0%
沧州市	35.6%
大同市	40.4%
怀化市	48.1%
安康市	50.0%
锦州市	74.6%
遵义市	78.3%
赤峰市	283.7%
呼伦贝尔市	NA

在慢阻肺急性加重人数方面,三级、二级、一级医疗机构全年共承担了 38 739、67 047、53 294 人次的门急诊工作(表 3-5)。

表 3-5 不同级别医疗机构慢阻肺门诊情况

医院级别	医院数量/家	年门诊量/人	慢阻肺维持治疗门诊开药人数/人	慢阻肺急性加重门急诊人次数/人次	慢阻肺急性加重占呼吸科/全科门诊	急性加重与慢阻肺维持治疗之比
三级医疗机构	40	1 171 892	106 512	38 739	3.3%	36.4%
二级医疗机构	174	967 727	132 609	67 047	6.9%	50.6%
一级医疗机构	1 172	24 118 741	302 288	53 294	0.2%	17.6%
总计	1 386	26 258 360	541 409	159 080	0.6%	29.4%

注:年门诊量在二级、三级医院指的是呼吸科门诊量,在一级医院指的是全科/全院年门诊量,虽少数一级医院开设呼吸专科门诊,仍然统一以全院年门诊量进行计算。

在实际工作中,急性加重住院患者多经过门急诊收治,这一收治比例在三级、二级、一级机构中分别为 71.3%、84.7%、60.2%(表 3-6)。

表 3-6 慢阻肺急性加重住院收治情况

医院级别	慢阻肺急性加重门急诊人次数 / 人次	慢阻肺急性加重住院人次数 / 人次	急性加重住院人数占急性加重门急诊人次数比例
三级医疗机构	38 739	27 633	71.3%
二级医疗机构	67 047	56 788	84.7%
一级医疗机构	53 294	32 090	60.2%
总计	159 080	116 511	73.2%

三级、二级、一级医疗机构分别承担了 27 633、56 788、32 039 人次的慢阻肺急性加重的住院治疗工作。考虑到收治住院人数占呼吸科住院人数比例较高(分别为 26.5%、22.6%、23.4%),说明慢阻肺患者是各级医疗机构呼吸科住院的"大户",比例占到 1/5,并且各级医疗机构间没有显著差别(表 3-7,表 3-8)。

表 3-7 慢阻肺急性加重住院数占机构全部住院数及呼吸科住院数之比

医院级别	全年住院人次数 / 人次	呼吸疾病住院人次数 / 人次	急性加重住院人次数 / 人次	慢阻肺急性加重住院人次占呼吸科住院人次比例
三级医疗机构	1 635 660	104 106	27 633	26.5%
二级医疗机构	3 468 964	251 524	56 788	22.6%
一级医疗机构	712 199	137 192	32 090	23.4%
总计	5 816 823	492 822	116 511	23.6%

表 3-8 慢阻肺急性加重患者收住 ICU 情况统计

医院级别	医院数量 / 家	慢阻肺急性加重住院人次数 / 人次	因慢阻肺入住 RICU 人次数 / 人次	慢阻肺住院患者入住 RICU 比例
三级医疗机构	40	27 633	2 947	10.7%
二级医疗机构	174	56 788	1 428	2.5%
一级医疗机构	1 172	32 090	173	0.5%
总计	1 386	116 511	4 548	3.9%

在三级、二级、一级医疗机构中,慢阻肺急性加重住院患者收入 ICU 的比例分别为 10.7%、2.5% 及 0.5%。三级医院承担了绝大部分重症慢阻肺的救治工作,相应的医疗资源消耗、人力成本支出也会发生在三级医疗机构。虽然"幸福呼吸"中国慢阻肺分级诊疗规范化推广项目所发放的问卷写明 RICU,但依各地情况不同,部分患者可能收入综合 ICU。

第四节 慢阻肺住院死亡率

慢阻肺急性加重住院患者的平均死亡率为 0.9%,在三级、二级、一级医疗机构中死亡率分别为 1.0%、1.1%、0.4%(表 3-9)。

表 3-9 慢阻肺患者住院死亡率统计

医院级别	医院数量 / 家	慢阻肺急性加重住院人次数 / 人次	因慢阻肺入住RICU 人次数 / 人次	慢阻肺患者住院期间死亡人数 / 人	慢阻肺住院患者死亡率
三级医疗机构	40	27 633	2 947	285	1.0%
二级医疗机构	174	56 788	1 428	615	1.1%
一级医疗机构	1 172	32 090	173	120	0.4%
总计	1 386	116 511	4 548	1 020	0.9%

第五节 慢阻肺住院费用

慢阻肺住院费用在三级、二级、一级医疗机构差异较大,分别为 22 144、5 848、2 339 元。三级医院慢阻肺住院费用明显增加,估计与患者较重、入住 RICU 的比例高有关(表 3-10)。

表 3-10 慢阻肺住院费用

医院级别	医院数量 / 家	每家医院慢阻肺住院总费用 / 元	慢阻肺收住院人次 / 人次	平均每次费用 / 元
三级医疗机构	40	550 822 061	24 875	22 144
二级医疗机构	174	250 284 874	42 797	5 848
一级医疗机构	1 172	75 499 446	32 279	2 339
总计	1 386	876 606 381	99 951	8 770

第六节 慢阻肺平均住院日

慢阻肺住院患者在三级、二级、一级医疗机构的平均住院日分别为 11.5、9.1、8.5 天。急性加重患者的诊治压力主要在三级医院,重症患者相对多,故平均住院日也偏长(表 3-11)。

表 3-11 慢阻肺在三级、二级、一级医疗机构的平均住院日

医院级别	平均住院日 / 天
三级医疗机构	11.5
二级医疗机构	9.1
一级医疗机构	8.5
总体平均	9.5

第七节　慢阻肺的随访情况

慢阻肺的随访包括医疗机构建档情况及慢阻肺的维持治疗期管理情况。在全部医疗机构中,能够长期管理慢阻肺患者机构占 13.8%,建立了健康管理档案机构占比为 16.9%,目前主要由一级医疗机构进行建档工作(表 3-12,图 3-4,图 3-5)。

表 3-12　建立健康管理档案的医疗机构数

医院级别	医院数量/家	长期管理慢阻肺患者机构数/家	长期管理患者数/人	每 3 个月定期门诊开药慢阻肺患者数/人	出现症状前来就医的慢阻肺患者数/人	建立健康档案的医疗机构数/家
三级医疗机构	40	28	22 015	10 551	9 570	0
二级医疗机构	174	30	5 234	2 914	2 693	0
一级医疗机构	1 172	133	9 968	2 813	3 832	234
总计	1 386	191	37 217	16 278	16 095	234

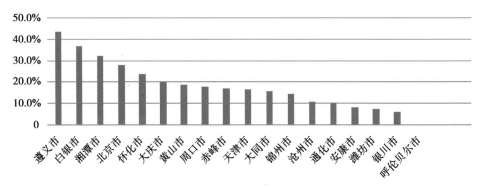

图 3-4　长期管理慢阻肺机构数占全部医疗机构数之比

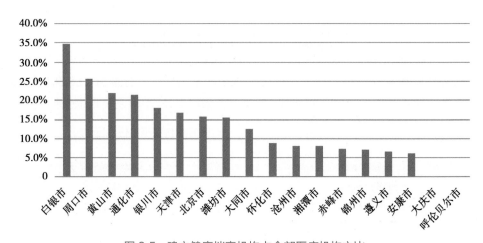

图 3-5　建立健康档案机构占全部医疗机构之比

每 3 个月定期门诊开药即表示能做到慢性病长期管理,目前这一工作主要由三级医疗机构承担。考虑到现实临床工作中,部分患者因行动不便减少了门诊次数,往往由亲友代为开药。因此,患者实际见到医师并进行临床评估的次数比统计结果更少。在长期管理者中,开药者占长期管理者的 44.8%(图 3-6),开药是长期管理最基本的要求,就现有数据看来,这一要求尚未完全达到。有症状前来就诊,一方面说明患者知晓急性加重的相关症状,能及时来就诊;另一方面也间接说明中度急性加重的次数(图 3-7)。这一比例约在 41.7%,说明目前急性加重的预防和控制尚不理想(表 3-13)。

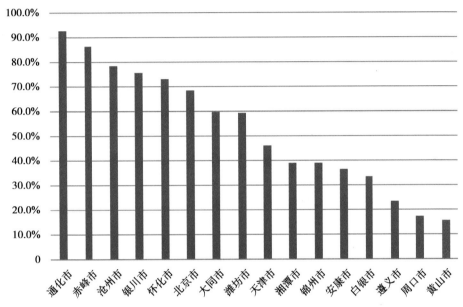

图 3-6 开药人数占长期管理人数之比

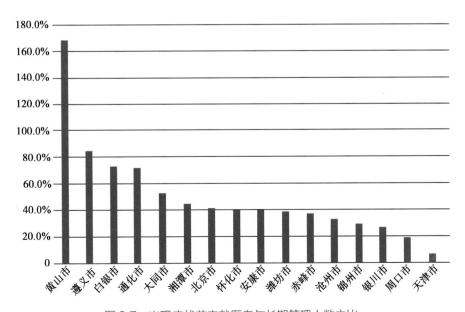

图 3-7 出现症状前来就医者与长期管理人数之比

表 3-13 各地慢阻肺随访管理情况

地区	医院数量 / 家	长期管理患者数 / 人	每3个月定期门诊开药慢阻肺患者数 / 人	开药人数占长期管理人数之比	出现症状前来就医的慢阻肺患者数 / 人	出现症状前来就医者与长期管理人数之比
通化市	98	82	76	92.7%	59	72.0%
赤峰市	41	578	501	86.7%	218	37.7%
沧州市	37	993	779	78.4%	326	32.8%
银川市	84	3 280	2 480	75.6%	877	26.7%
怀化市	34	1 353	988	73.0%	548	40.5%
北京市	32	1 399	960	68.6%	572	40.9%
大同市	32	395	237	60.0%	209	52.9%
潍坊市	520	5 450	3 233	59.3%	2 116	38.8%
天津市	12	5 392	2 482	46.0%	375	7.0%
湘潭市	25	2 178	855	39.3%	982	45.1%
锦州市	28	480	188	39.2%	140	29.2%
安康市	48	1 119	407	36.4%	448	40.0%
白银市	46	2 362	795	33.7%	1 727	73.1%
遵义市	30	4 903	1 163	23.7%	4 185	85.4%
周口市	117	5 484	963	17.6%	1 015	18.5%
黄山市	192	769	121	15.7%	1 298	168.8%

第二章

慢阻肺常用药品配备情况

2017年,调查一级、二级、三级医疗机构各40、171、1 142家,配备慢阻肺药物如下:三级医院全部配备吸入药物、激素类及茶碱类,多数配备白三烯类、抗感染药物及祛痰药,中成药配备略偏低;对于二级医院,大多数配备了吸入药物、激素类、茶碱类、抗感染药物及祛痰药,与三级医院相比,白三烯类及中成药配备偏低;对于一级医院,多数配备激素类(口服/静脉)、茶碱类、抗感染药物及祛痰药,但吸入药物、白三烯类及中成药配备率明显低于二级/三级医院(表3-14)。

表3-14 慢阻肺治疗药物配备情况

药物种类	三级医院		二级医院		一级医院	
	总数/家	比例	总数/家	比例	总数/家	比例
吸入药物	40	100.0%	160	93.6%	569	50.0%
激素类(口服/静脉)	40	100.0%	164	95.9%	1 039	90.7%
茶碱类	40	100.0%	161	94.2%	1 004	87.7%
白三烯类	37	92.5%	104	60.8%	146	12.8%
孟鲁司特	37	92.5%	103	60.2%	143	12.5%
扎鲁司特	2	5.4%	6	6.6%	1	0.7%
抗感染药物	37	92.5%	165	96.5%	1 039	90.8%
祛痰药	39	97.5%	164	95.9%	1 046	91.3%
中成药	32	80.0%	123	71.9%	576	50.5%

对于配备激素类药物,调查结果显示:三级医院均配备口服、静脉及吸入激素,其中泼尼松片、甲泼尼龙注射液、布地奈德分别为配备率最高的口服、静脉及吸入剂型;对于二级医院,所调查机构均配备吸入激素,大多数机构均配备静脉激素,口服激素配备略偏低,其中地塞米松片、地塞米松注射液、布地奈德分别为主要配备的口服、静脉及吸入激素剂型;一级医院与二级医院具有相同的配备药物,配备主要药物剂型亦相同(表3-15)。

表 3-15　激素类药物配备情况

激素种类	三级医院		二级医院		一级医院	
	总数/家	比例	总数/家	比例	总数/家	比例
口服	40	100.0%	147	87.0%	718	62.7%
地塞米松片	29	74.4%	107	79.3%	576	80.4%
泼尼松片	35	89.7%	103	71.5%	338	47.4%
泼尼松龙片	17	44.7%	30	22.2%	38	5.4%
甲泼尼龙	26	66.7%	75	55.6%	58	8.2%
静脉	40	100.0%	161	95.8%	1 032	90.1%
地塞米松注射液	34	85.0%	156	99.4%	1 002	97.9%
甲泼尼龙注射液	39	97.5%	103	65.2%	149	14.7%
氢化可的松注射液	21	52.5%	83	55.3%	100	9.9%
吸入	40	100.0%	169	100.0%	1 148	100.0%
雾化	38	97.4%	138	92.6%	361	88.9%
气雾剂	25	67.6%	57	40.1%	91	22.4%
布地奈德	39	100.0%	145	98.0%	291	72.4%
倍氯米松	11	28.9%	29	21.3%	15	3.8%
氟替卡松	12	31.6%	27	20.0%	8	2.0%

　　对于配备支气管扩张剂药物,调查结果显示:三级医院均配备吸入剂型,其中异丙托溴铵、沙丁胺醇配备率最高,茚达特罗配备率最低,同时大部分亦配备了口服剂型,以沙丁胺醇为主;对于二级医院,大部分均配备吸入剂型,其中异丙托溴铵、沙丁胺醇、噻托溴铵粉吸入剂配备率最高,与三级医院相比,二级医院口服剂型配备率明显减少;对于一级医院,与二级/三级医院相比,口服及吸入剂型配备率均明显下降,其中吸入及口服沙丁胺醇配备率最高,吸入药物中短效支气管扩张剂配备比例最高,而长效支气管扩张剂配备情况实际上报率极低,不能统计。对产生此现象的原因分析如下:一方面可能此类剂型在一级医院配备率低,另一方面可能医护人员不了解或未予重视此类剂型(表 3-16)。

表 3-16　支气管扩张剂药物配备情况

支气管扩张剂种类	三级医院		二级医院		一级医院	
	总数/家	比例	总数/家	比例	总数/家	比例
口服	36	92.3%	137	80.1%	588	51.3%
特布他林	20	55.6%	101	75.9%	209	36.2%
沙丁胺醇	35	97.2%	126	93.3%	487	83.2%

续表

支气管扩张剂种类	三级医院		二级医院		一级医院	
	总数/家	比例	总数/家	比例	总数/家	比例
吸入	40	100.0%	162	93.1%	538	45.9%
异丙托溴铵	34	100.0%	91	88.3%	91	64.5%
沙丁胺醇	39	100.0%	130	96.3%	416	94.3%
噻托溴铵粉吸入剂	33	91.7%	70	88.6%	NA	NA
噻托溴铵粉气雾剂	8	22.2%	19	27.5%	NA	NA
茚达特罗	1	7.7%	1	12.5%	NA	NA
沙美特罗氟替卡松	33	89.2%	80	70.2%	NA	NA
布地奈德福莫特罗	33	89.2%	74	65.5%	NA	NA

对于配备茶碱类药物,调查结果显示:三级医院均配备静脉剂型,其中多索茶碱注射液配备率最高,二羟丙茶碱注射液配备率最低,同时大部分亦配备口服剂型,以茶碱缓释片为主;对于二级医院,大部分均配备静脉及口服剂型,其中二羟丙茶碱注射液及茶碱缓释片配备率最高;对于一级医院,与二级/三级医院相比,口服/静脉剂型配备率均减少,其中茶碱缓释片及二羟丙茶碱注射液分别为主要配备的口服及静脉剂型(表 3-17)。

表 3-17 茶碱类药物配备情况

茶碱种类	三级医院		二级医院		一级医院	
	总数/家	比例	总数/家	比例	总数/家	比例
口服	38	97.4%	144	85.2%	895	78.4%
茶碱缓释片	30	83.3%	100	72.5%	542	61.4%
多索茶碱片	18	48.6%	47	36.7%	80	9.2%
氨茶碱片	19	52.8%	77	56.6%	493	56.2%
静脉	40	100.0%	158	92.4%	919	80.3%
茶碱注射液	29	72.5%	109	69.4%	434	47.9%
多索茶碱注射液	34	85.0%	95	60.1%	177	19.5%
二羟丙茶碱注射液	23	57.5%	103	73.6%	551	60.8%

综上,结合《国家基本药物目录(2018 年版)》中的呼吸系统用药——祛痰药、镇咳药及平喘药,其中平喘药包括茶碱类及吸入药物,上述调查结果表明,目前三级医院均已配备相应祛痰药及平喘药,大多数二级医院亦配备相应药物,而多数一级医院已配备相应祛痰药,但吸入平喘药物配备率偏低。

第三章

肺功能仪器配备及肺功能检查情况

一、各地区各级医院肺功能仪配置情况

肺功能检查是慢阻肺诊断的"金标准",而我国肺功能检查率非常低,中国成人肺部健康研究(China Pulmonary Health Study,CPHS)的调查显示只有 12% 的慢阻肺患者既往做过肺功能检查。2017 年所调查的各级医疗机构中,22.87% 的单位配置有肺功能仪;其中 18.69% 的单位配置为简易肺功能仪,5.19% 的单位配置为大肺功能仪。无论是简易肺功能仪还是大肺功能仪,三级医院、二级医院、一级医院的比例均逐渐减少。三级医院肺功能仪配备率为 97.5%,尚未达到 100%;二级医院只有一半配备了肺功能仪,而一级医院只有 15% 配备了肺功能仪,在基层肺功能仪配置率显著降低(表 3-18,表 3-19)。

表 3-18　各级医院肺功能仪配置情况

医院级别	医院数量 / 家	有肺功能仪	简易肺功能仪	大肺功能仪
三级医疗机构	40	97.50%	80.00%	82.50%
二级医疗机构	175	58.29%	37.14%	17.14%
一级医疗机构	1 171	15.03%	13.83%	0.77%
总计	1 386	22.87%	18.69%	5.19%

表 3-19　各地区之间肺功能仪器配置情况

单位:家

地区	医院数量	有肺功能仪	简易肺功能仪	大肺功能仪
安康市	48	40	17	1
白银市	46	40	40	3
北京市(朝阳区)	32	21	18	6
沧州市	37	12	11	3
赤峰市	41	25	22	2
大庆市	5	1	1	1

地区	医院数量	有肺功能仪	简易肺功能仪	大肺功能仪
大同市	32	5	5	2
呼伦贝尔市	5	2	2	1
怀化市	34	11	8	7
黄山市	192	16	8	4
锦州市	28	4	2	2
天津市(和平区)	12	6	6	2
通化市	98	6	5	1
潍坊市	520	93	88	13
湘潭市	25	4	2	3
银川市	84	7	6	3
周口市	117	3	2	2
遵义市	30	21	16	16
总计	1 386	317	259	72

二、各级医院各地区配置肺功能仪器品牌及可完成检查项目情况

在我们所调查的配置有简易肺功能仪的各级医院中,常用的简易肺功能仪品牌有耶格和杰斯特等,可完成的检查项目包括用力肺活量检查、支气管舒张试验、呼出气一氧化氮检测(FENO)、弥散功能检测。各级医院中,使用最多的为用力肺活量检查,其次为支气管舒张,而完成 FENO 检查的单位百分比最少,一级医疗机构主要开展用力肺活量的检查,几乎没有开展支气管舒张试验的单位,而慢阻肺的诊断是靠支气管舒张后 $FEV_1/FVC<70\%$ 来确诊的,支气管舒张试验的操作并不难,没有开展的原因更多是没有相关的知识和意识。配置简易肺功能仪的各级医院肺功能检查项目详见表 3-20。

表 3-20　配置简易肺功能仪的各级医院肺功能检查项目百分比

医院级别	用力肺活量	支气管舒张试验	FENO	弥散功能
三级医院	100.00%	62.50%	60.00%	60.00%
二级医院	100.00%	83.33%	12.50%	25.00%
一级医院	66.67%	0	0	0
总计	94.12%	58.82%	25.00%	37.50%

大肺功能仪常用的品牌有耶格、杰斯特、麦加菲、麦迪、康讯等品牌,可完成的检查项目包括用力肺活量检查、支气管舒张试验、激发试验、呼出气一氧化氮检测(FENO)、弥散功能检测。从表 3-21 可以看出,凡配置有大肺功能仪的单位,不管是三级医院、二级医院或一级医院,都可以完成用力肺活量和支气管舒张试验检查,所有的一级医院均不能完成激发试验、FENO 或弥散功能的检查。

表 3-21 配置大肺功能仪的各级医院肺功能检查项目百分比

医院级别	用力肺活量	支气管舒张试验	激发试验	FENO	弥散功能
三级医院	100.00%	100.00%	31.25%	64.29%	87.50%
二级医院	100.00%	100.00%	28.57%	66.67%	93.33%
一级医院	100.00%	100.00%	0	0	0
总计	100.00%	100.00%	30.00%	65.38%	90.32%

三、各级医院各地区所配置的肺功能仪器品牌及肺功能检查数量

2017 年,配置有肺功能仪的各级医院及各地区肺功能仪使用情况详见表 3-22 和表 3-23,所统计的项目包括门诊和/或住院所完成的肺活量检查次数、支气管舒张/激发试验次数、FENO 和弥散功能完成情况。由表 3-22 可看出,医院级别越高,所完成的肺功能检查次数越多。

表 3-22 各级医院所完成的肺功能检查人次

医院级别	医院数量/家	肺活量门诊/人次	肺活量住院/人次	舒张试验/人次	激发试验/人次	FENO/人次	弥散功能/人次
三级医院	40	103 208(96.9%)	130 975(88.72%)	130 155	12 609	35 510	120 173
二级医院	175	49 211(37.11%)	42 577(74.98%)	12 594	390	7 402	13 180
一级医院	1 171	11 752(3.89%)	14 547(45.33%)	860	532	56	320
合计	1 386	164 171(30.32%)	188 099(79.53%)	143 609	13 531	42 968	133 673

注:括号内为肺活量门诊/住院占总慢阻肺门诊/住院的百分比。

表 3-23 各地区所完成的肺功能检查人次

地区	医院数量/家	肺活量门诊/人次	肺活量住院/人次	舒张试验/人次	激发试验/人次	FENO/人次	弥散功能/人次
安康市	48	NA	NA	NA	NA	NA	NA
白银市	46	5 351	5 812	1 600	0	0	850
北京市(朝阳区)	32	7 798	8 426	2 419	100	992	7 561
沧州市	37	3 604	4 624	513	88	486	2 328
赤峰市	41	4 847	4 841	2 321	1 490	950	400
大庆市	5	800	1 200	350	0	0	0
大同市	32	2 679	2 820	1 241	0	1 434	1 259
呼伦贝尔市	5	7 257	NA	1 076	0	0	0
怀化市	34	11 566	19 058	13 338	2 548	88	10 456
黄山市	192	4 570	7 020	2 526	0	0	3 164
锦州市	28	6 200	7 010	3 040	0	1 624	1 530

续表

地区	医院数量/家	肺活量门诊/人次	肺活量住院/人次	舒张试验/人次	激发试验/人次	FENO/人次	弥散功能/人次
天津市（和平区）	12	21 417	18 732	1 205	0	18 000	16 366
通化市	98	4 114	4 190	82	0	0	46
潍坊市	520	24 825	16 824	4 387	1 433	2 212	3 233
湘潭市	25	8 209	8 776	4 678	4 241	1 539	767
银川市	84	10 864	21 904	94 913	0	3 328	59 686
周口市	117	2 674	5 243	3 466	2 567	605	125
遵义市	30	37 396	51 619	6 454	1 064	11 710	25 902
总计	1 386	164 171	188 099	143 609	13 531	42 968	133 673

四、各地区肺功能操作及肺功能报告解读人员配置情况

各地区级各级医院肺功能操作及肺功能报告解读人员配置情况详见表3-24,从表上可以看出,不同地区、不同级别的医疗机构在这两方面的人员配置方面不一,三级医疗机构肺功能操作及肺功能报告解读人员配置比例高于二级、三级医疗机构。以安康地区为例,安康地区共有48个医疗机构,可进行肺功能操作的人员有56人,平均每个医疗机构为1.17人,可解读肺功能报告的有44人,平均每个医疗机构0.92人。以上说明,安康地区平均每个医疗机构可进行肺功能报告解读的人员不足1人。

表 3-24　肺功能操作及肺功能报告解读人员配置情况

地区	医院级别	医院数量/家	肺功能操作人数/人	报告解读人数/人	肺功能操作/医院数量	报告解读人员/医院数量
安康市		48	56	44	1.17%	0.92%
	1	16	16	11	1.00%	0.69%
	2	31	36	31	1.16%	1.00%
	3	1	4	2	4.00%	2.00%
白银市		46	60	74	1.30%	1.61%
	1	42	54	49	1.29%	1.17%
	2	2	3	4	1.50%	2.00%
	3	2	3	21	1.50%	10.50%
北京市（朝阳区）		32	52	79	1.63%	2.47%
	1	27	35	59	1.30%	2.19%
	2	2	8	7	4.00%	3.50%
	3	3	9	13	3.00%	4.33%

地区	医院级别	医院数量 / 家	肺功能操作人数 / 人	报告解读人数 / 人	肺功能操作 / 医院数量	报告解读人员 / 医院数量
赤峰市		41	38	41	0.93%	1.00%
	1	37	22	19	0.59%	0.51%
	2	2	5	5	2.50%	2.50%
	3	2	11	17	5.50%	8.50%
大庆市		5	3	31	0.60%	6.20%
	1	2	2	5	1.00%	2.50%
	2	2	0	5	0	2.50%
	3	1	1	21	1.00%	21.00%
大同市		32	26	49	0.81%	1.53%
	1	20	15	16	0.75%	0.80%
	2	10	3	2	0.30%	0.20%
	3	2	8	31	4.00%	15.50%
怀化市		34	27	45	0.79%	1.32%
	1	16	2	7	0.13%	0.44%
	2	16	25	38	1.56%	2.38%
	3	2	NA	NA	NA	NA
黄山市		192	38	121	0.20%	0.63%
	1	161	4	24	0.02%	0.15%
	2	29	30	63	1.03%	2.17%
	3	2	4	34	2.00%	17.00%
锦州市		28	2	38	0.07%	1.36%
	1	22	0	5	0	0.23%
	2	4	1	8	0.25%	2.00%
	3	2	1	25	0.50%	12.50%
天津市（和平区）		12	21	29	1.75%	2.42%
	1	8	7	15	0.88%	1.88%
	2	3	11	11	3.67%	3.67%
	3	1	3	3	3.00%	3.00%
通化市		98	26	49	0.27%	0.50%
	1	77	11	15	0.14%	0.19%
	2	20	12	27	0.60%	1.35%
	3	1	3	7	3.00%	7.00%

续表

地区	医院级别	医院数量/家	肺功能操作人数/人	报告解读人数/人	肺功能操作/医院数量	报告解读人员/医院数量
潍坊市		520	296	396	0.57%	0.76%
	1	487	154	229	0.32%	0.47%
	2	26	84	98	3.23%	3.77%
	3	1	58	69	58.00%	69.00%
湘潭市		25	18	24	0.72%	0.96%
	1	22	6	12	0.27%	0.55%
	2	1	2	2	2.00%	2.00%
	3	2	10	10	5.00%	5.00%
银川市		84	12	45	0.14%	0.54%
	1	78	11	27	0.14%	0.35%
	2	4	1	18	0.25%	4.50%
	3	2	NA	NA	NA	NA
周口市		117	30	106	0.26%	0.91%
	1	116	20	90	0.17%	0.78%
	2	NA	NA	NA	NA	NA
	3	1	10	16	10.00%	16.00%
遵义市		30	79	133	2.63%	4.43%
	1	10	16	26	1.60%	2.60%
	2	13	29	45	2.23%	3.46%
	3	7	34	62	4.86%	8.86%

第四章
其他相关医疗设备配备情况

一、血气分析仪

血气分析在评估慢阻肺患者病情严重程度、指导治疗、判断预后等方面有重要作用。目前血气分析仪是医疗机构的必备配置之一。在2017年试点地区中,33家三级医疗机构全部配备。二级医疗配备率为72.3%,相对偏低。而对于1 085家包括社区卫生服务中心在内的一级医疗机构,血气分析仪配备率仅有7.1%。因此在基层医疗机构,无法进行呼吸衰竭的明确诊断。

二、吸氧装置

吸氧是慢阻肺急性加重时常用的治疗方法,特别是患者出现呼吸衰竭时。2017年试点地区中,三级医疗机构全部配备吸氧装置,二级医疗机构配备率为96.6%,一级医疗机构配备率为75.5%(图3-8)。吸氧装置包括氧气瓶、制氧机、中心供氧设备及其他吸氧装置。其中,三级医疗机构以中心供氧设备为主,约占93.9%。二级医疗机构的氧气瓶和中心供氧设备配备率接近,分别占78.4%和73.7%。然而,三级医疗机构以氧气瓶为主,约占85.4%。

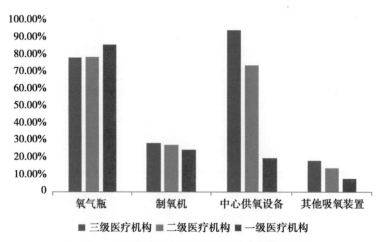

图3-8 不同级别医疗机构不同吸氧装置配置情况

　　由于存在地区差异,不同地区的不同级别医疗机构的吸氧装置配置情况也存在差异(表3-25)。例如,安康市的三级医疗机构无中心供氧设备,而锦州市的一级到三级医疗机构均配有中心供氧设备。但由于有些地区参加调查的医疗机构数目较少,无法真实反映当地医疗机构确切吸氧装置情况。

表 3-25　不同地区吸氧装置配备情况

地区	氧气瓶	制氧机	中心供氧设备	其他吸氧装置
安康市				
三级医疗机构	100%	100%	0	0
二级医疗机构	88.89%	100%	0	0
一级医疗机构	100%	88.89%	0	0
白银市				
三级医疗机构	50%	0	100%	0
二级医疗机构	0	0	100%	0
一级医疗机构	71.79%	74.36%	0	7.69%
北京市				
三级医疗机构	100%	33.33%	100%	33.33%
二级医疗机构	100%	0	50%	50%
一级医疗机构	77.78%	37.04%	48.15%	0
赤峰市				
三级医疗机构	50%	0	100%	0
二级医疗机构	100%	50%	100%	0
一级医疗机构	64.52%	41.94%	16.13%	0
大庆市				
三级医疗机构	100%	100%	100%	0
二级医疗机构	100%	50%	0	0
一级医疗机构	100%	0	0	0
大同市				
三级医疗机构	100%	0	100%	50%
二级医疗机构	33.33%	22.22%	100%	0
一级医疗机构	100%	17.65%	17.65%	17.65%
黄山市				
三级医疗机构	100%	0	100%	0
二级医疗机构	100%	10.34%	100%	20.69%
一级医疗机构	86.4%	24%	9.6%	8%
锦州市				
三级医疗机构	0	0	100%	100%
二级医疗机构	100%	0	100%	0
一级医疗机构	100%	100%	100%	0

续表

地区	氧气瓶	制氧机	中心供氧设备	其他吸氧装置
天津市				
三级医疗机构	100%	0	100%	0
二级医疗机构	100%	0	66.67%	0
一级医疗机构	100%	12.5%	0	12.5%
通化市				
三级医疗机构	100%	100%	100%	0
二级医疗机构	60%	6.67%	53.33%	0
一级医疗机构	85.71%	28.57%	12.5%	5.36%
潍坊市				
三级医疗机构	28.57%	28.57%	100%	14.29%
二级医疗机构	68.18%	4.55%	81.82%	22.73%
一级医疗机构	85.66%	9.68%	28.88%	7.19%
湘潭市				
三级医疗机构	100%	50%	100%	0
二级医疗机构	100%	100%	0	0
一级医疗机构	78.95%	5.26%	57.89%	31.58%
周口市				
三级医疗机构	100%	0	100%	0
一级医疗机构	92%	33%	17%	9%
遵义市				
三级医疗机构	100%	28.57%	85.71%	28.57%
二级医疗机构	81.82%	11.11%	91.67%	10%
一级医疗机构	77.78%	33.33%	44.44%	11.11%
银川市				
二级医疗机构	50%	25%	75%	0
一级医疗机构	82.26%	27.42%	4.84%	6.45%

三、雾化装置

雾化吸入作为呼吸治疗的强有力手段,能使药物直接作用于气道与肺本身,达到良好的治疗效果。在慢阻肺急性加重早期,雾化吸入支气管扩张药物或糖皮质激素可以快速控制症状,减少疾病进展。在 2017 年试点地区中,三级医疗机构配备率为 97%,二级医疗配备率为 90.5%,一级医疗配备率为 53.3%。由此可看出,一级医疗机构配置率仍偏低,增加一级医疗机构雾化机配置,有利于基层慢阻肺急性加重的早期治疗。

第五章

慢阻肺其他治疗开展情况

一、疫苗接种

慢阻肺急性加重可加速患者肺功能进行性下降,升高住院率及病死率。感染是慢阻肺急性加重的主要原因。2019 年全球慢性阻塞性肺病倡议(Global Initiative for Chronic Obstructive Lung Diease,GOLD)指南明确提出,老年慢阻肺患者应接种流感疫苗和肺炎链球菌疫苗以预防感染原因导致的慢阻肺急性加重。截至 2017 年,试点地区中有 44.54% 的一级医疗机构、32.18% 的二级医疗机构、25% 的三级医疗机构可对慢阻肺患者接种疫苗,在这些医疗机构中,有 89.08% 的一级医疗机构、94.64% 的二级医疗机构、100% 的三级医疗机构可为患者接种相关疫苗即流感疫苗及肺炎链球菌疫苗,各地区各级医疗机构疫苗接种情况详见表 3-26。预防接种在社区实行属地化管理,大部分一级医疗机构可为患者提供疫苗接种服务;然而,实际有多少慢阻肺患者接种了疫苗缺乏相关跟踪调查与记录,因而此次调查并没有统计出来。二级、三级医院医师是否会指导患者到相应一级医疗机构接种疫苗,患者是否会遵医嘱到一级医疗机构接种疫苗就成了很大的问题,目前这种各级医疗机构疫苗配备的设置可能会导致患者疫苗接种的脱节。

表 3-26　各地区医疗机构可提供疫苗接种情况

单位:家

城市	一级医疗机构		二级医疗机构		三级医疗机构	
	可接种疫苗	可接种慢阻肺疫苗	可接种疫苗	可接种慢阻肺疫苗	可接种疫苗	可接种慢阻肺疫苗
安康市	16	16	31	31	1	1
白银市	26	20	0	0	0	0
北京市	20	19	2	2	1	1
沧州市	8	7	0	0	0	0
赤峰市	15	10	0	0	1	1
大庆市	0	0	0	0	0	0
大同市	13	12	5	4	1	1

续表

城市	一级医疗机构		二级医疗机构		三级医疗机构	
	可接种疫苗	可接种慢阻肺疫苗	可接种疫苗	可接种慢阻肺疫苗	可接种疫苗	可接种慢阻肺疫苗
呼伦贝尔市	3	3	0	0	0	0
怀化市	2	2	2	1	0	0
黄山市	64	44	0	0	0	0
锦州市	10	10	2	2	0	0
天津市	6	2	0	0	0	0
通化市	35	31	2	2	0	0
潍坊市	155	154	7	6	0	0
湘潭市	12	10	1	1	0	0
银川市	61	53	0	0	2	2
周口市	70	68	0	0	0	0
遵义市	6	4	4	4	4	4
总计	522	465	56	53	10	10

二、戒烟

戒烟是延缓慢阻肺病情发展的重要手段,不同年龄段吸烟者、不吸烟者及戒烟者肺功能指标第1秒用力呼气容积(FEV_1)下降的差别充分说明了这点。据估计,我国每年有100万人死于吸烟,吸烟是慢阻肺最主要的危险因素,戒烟可减慢肺功能的年下降速度。截至2017年,试点地区有68.43%的一级医疗机构、79.31%的二级医疗机构、95%的三级医疗机构对慢阻肺患者进行戒烟指导,在这些医疗机构中,14.59%的一级医疗机构、13.77%的二级医疗机构、36.84%的三级医疗机构为患者提供戒烟药物如伐尼克兰、尼古丁制剂等,各地区戒烟药物配备还有待进一步完善。各地区各级医疗机构戒烟情况详见表3-27。

表3-27 各地区各级医疗机构提供戒烟指导情况

单位:家

地区	一级医疗机构		二级医疗机构		三级医疗机构	
	戒烟指导	可提供戒烟药物	戒烟指导	可提供戒烟药物	戒烟指导	可提供戒烟药物
安康市	16	1	31	0	1	0
白银市	37	3	1	0	2	1
北京市	19	5	2	1	1	3
沧州市	24	3	7	1	1	0
赤峰市	26	5	2	0	2	2

续表

地区	一级医疗机构		二级医疗机构		三级医疗机构	
	戒烟指导	可提供戒烟药物	戒烟指导	可提供戒烟药物	戒烟指导	可提供戒烟药物
大庆市	1	0	1	0	1	0
大同市	18	3	6	1	2	1
呼伦贝尔市	3	0	0	0	1	0
怀化市	12	1	16	0	2	2
黄山市	140	20	23	6	2	2
锦州市	16	0	4	0	2	0
天津市	8	0	3	0	1	0
通化市	56	9	11	4	1	0
潍坊市	244	41	16	4	7	2
湘潭市	17	2	1	0	2	0
银川市	63	8	4	0	2	0
周口市	93	15	0	0	1	0
遵义市	9	1	10	2	7	1
总计	802	117	138	19	38	14

三、康复指导

呼吸康复是慢阻肺稳定期最主要的非药物干预措施。康复可改善患者呼吸困难症状、提高生活质量、增加活动能力、降低慢阻肺住院率、降低焦虑抑郁等心理疾病发生的风险。GOLD 指南建议,所有 B~D 组患者要给予呼吸康复治疗。呼吸康复是一种全面的、个性化的干预,以教育、行为改变和运动训练为核心。截至 2017 年,试点地区中有 10.41% 的一级医疗机构、25.86% 的二级医疗机构、77.5% 的三级医疗机构可对慢阻肺患者进行肺康复指导,康复人员主要由呼吸科医师、全科医师、呼吸科护士及物理治疗师组成;受医疗机构级别影响,不同级别医疗机构康复参与人员配比不完全一致,具体各级医疗机构呼吸康复参与人员占比如图 3-9~ 图 3-11 所示。

1. 呼吸康复主要内容 ①呼吸肌训练,例如选择适当的患者教授其腹式呼吸;②力量训练;③有氧训练,包括太极拳、八段锦等;④柔韧训练;⑤日常生活指导,例如让慢阻肺患者减少低头及弯腰动作;⑥心理咨询;⑦营养指导;⑧睡眠指导。截至 2017 年,试点地区各级医疗机构可提供各类康复指导内容占比情况如图 3-12 所示。

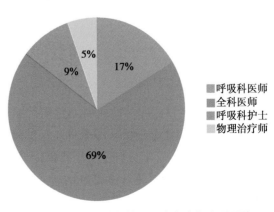

图 3-9 一级医疗机构呼吸康复参与人员配比

图例:
- 呼吸科医师
- 全科医师
- 呼吸科护士
- 物理治疗师

5% 9% 17% 69%

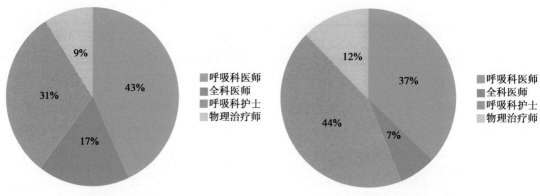

图 3-10 二级医疗机构呼吸康复参与人员配比　　　　　　图 3-11 三级医疗机构呼吸康复参与人员配比

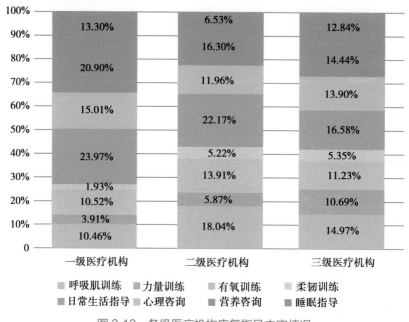

图 3-12 各级医疗机构康复指导内容情况

2. 呼吸康复主要设备 呼吸训练器、哑铃、弹力带、功率自行车、下肢踏车、上肢踏车、经皮血氧饱和度检测仪、便携式制氧机、膈肌电刺激等。截至 2017 年,试点地区各级医疗机构呼吸康复设备配备情况如图 3-13 所示。

四、6 分钟步行试验

6 分钟步行试验是一个可针对慢阻肺患者进行的运动测试,在一定程度上反映了慢阻肺患者的肺功能及全身状况,6 分钟步行试验的距离在很多研究中已经被证实可独立预测慢阻肺患者的死亡率。6 分钟步行距离指标分为 4 个等级:轻度慢阻肺,≥ 350m;中度慢阻肺,250~349m;重度慢阻肺,150~249m;极重度慢阻肺,≤ 149m。截至 2017 年,试点地区中有 1.62% 的一级医疗机构、13.79% 的二级医疗机构、55% 的三级医疗机构已开展 6 分钟步行试

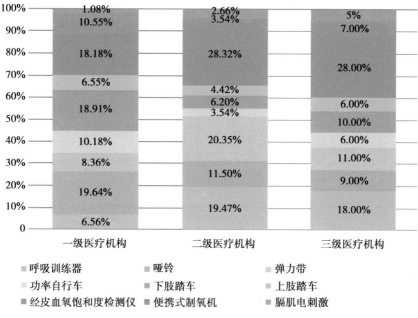

图 3-13 各级医疗机构康复设备配备情况

验。各级医疗机构仍有待进一步推广实施 6 分钟步行试验。各地区各级医疗机构 6 分钟步行试验开展情况详见表 3-28。

表 3-28 各地区各级医疗机构 6 分钟步行实验开展情况

单位：家

城市	6 分钟步行试验		
	一级医疗机构	二级医疗机构	三级医疗机构
安康市	2	12	1
白银市	0	1	1
北京市	2	1	2
沧州市	1	2	1
赤峰市	0	0	2
大庆市	0	0	0
大同市	1	0	2
呼伦贝尔市	0	0	0
怀化市	0	4	2
黄山市	0	0	0
锦州市	0	0	0
天津市	0	1	1
通化市	2	0	1

续表

城市	6 分钟步行试验		
	一级医疗机构	二级医疗机构	三级医疗机构
潍坊市	1	1	3
湘潭市	2	1	1
银川市	2	0	2
周口市	5	0	1
遵义市	1	1	2
总计	19	24	22

五、家庭长期氧疗和无创呼吸机辅助通气治疗

氧疗的目的是帮助慢性肺病患者提高血氧浓度,纠正低氧血症,改善缺氧、呼吸困难症状。氧疗的目标是通过改善睡眠质量,提升运动耐力,降低肺动脉压延缓肺心病的发生和发展以提高生活质量及存活率延长生存期。氧疗方式分为家庭长期氧疗与无创呼吸机辅助通气治疗。截至 2017 年,试点地区中,进行家庭长期氧疗的慢阻肺患者在一级医疗机构中共 2 317 人,二级医疗机构中共 9 774 人,三级医疗机构中共 9 593 人;进行无创呼吸机辅助通气治疗的慢阻肺患者在一级医疗机构中共 223 人,二级医疗机构中共 1 896 人,三级医疗机构中共 1 960 人。进行家庭长期氧疗以及无创呼吸机辅助通气治疗的慢阻肺患者提示已出现慢性呼吸衰竭,占慢阻肺长期管理人数的比例为 69.22%。各级医疗机构氧疗情况如图 3-14 所示。

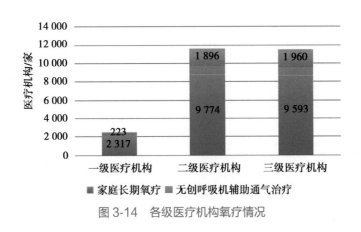

图 3-14 各级医疗机构氧疗情况

第四部分

"幸福呼吸"试点地区项目执行情况

第一章

慢阻肺流行形势

　　"幸福呼吸"中国慢阻肺分级诊疗规范化推广项目以呼吸专科医联体为依托,由基层医疗机构、二级及以上级别医院的医师开展慢阻肺患者的筛查工作,并进行随访管理。"幸福呼吸"中国慢阻肺分级诊疗规范化推广项目纳入年龄 40 岁以上或者 40 岁以下高危患者(长期吸烟、长期接触二手烟、长期粉尘暴露),对研究对象进行慢阻肺筛查问卷调查。慢阻肺筛查问卷中的年龄、吸烟情况、体重指数、咳嗽、气促、生物燃料暴露史以及呼吸系统疾病(慢性支气管炎、肺气肿、慢阻肺)家族史共 7 个方面组成慢阻肺筛查问卷评分的要素。对于总分 ≥ 16 分的研究对象进行支气管舒张剂吸入前以及吸入后肺功能检查,用于筛查慢阻肺患者。本章节中将筛查问卷评分 ≥ 16 分的研究对象定义为慢阻肺高危人群。

　　截至 2019 年 11 月 1 日,"幸福呼吸"中国慢阻肺疾病分级诊疗数据管理系统共收集 1 008 518 份慢阻肺筛查问卷,其中 191 498 名研究对象慢阻肺筛查问卷评分 ≥ 16 分,占接受问卷调查的比例为 18.99%。在慢阻肺筛查问卷评分 ≥ 16 分的研究对象中,目前共有 63 523 名研究对象接受支气管舒张剂吸入前肺功能检查,占筛查问卷 ≥ 16 分的比例为 33.17%。基于目前收集的调查数据,对慢阻肺筛查问卷评分、高危人群慢阻肺患病率以及危险因素与慢阻肺患病影响进行分析。

第一节　慢阻肺筛查问卷评分情况

　　在对慢阻肺筛查问卷进行评估时,根据问卷分数分布情况,将调查对象分为三组:<16分,16~20 分,>20 分。在接受慢阻肺筛查问卷调查的对象中,<16 分、16~20 分、>20 分的占比分别为 81.01%、12.36%、6.63%。

　　按照性别分组后,在男性调查对象中,筛查问卷分数 <16 分、16~20 分、>20 分的占比分别为 76.17%、14.84%、8.99%;在女性调查对象中,上述比例分别为 86.17%、9.72%、4.10%。男性调查对象中筛查问卷分数 16 分及以上的比例较女性调查对象高 10.01%(图 4-1)。

　　按照年龄分组后,<40 岁调查对象中,筛查问卷分数 <16 分、16~20 分、>20 分的占比分别为 96.52%、3.19%、0.29%,40~49 岁调查对象中上述比例分别为 97.78%、2.07%、0.15%,50~59 岁调查对象中上述比例分别为 92.23%、6.22%、1.45%,60~69 岁调查对象中上述比例分别为 74.73%、17.54%、7.74%, ≥ 70 岁调查对象中上述比例分别为 52.91%、26.77%、

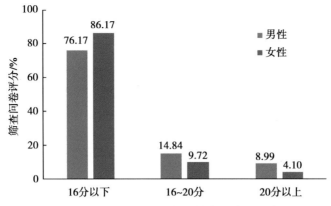

图 4-1　不同性别人群慢阻肺筛查问卷评分情况

20.32%。由此可见,筛查问卷分数 16 分及以上的比例在年龄较大的调查对象中相对也高(图 4-2)。

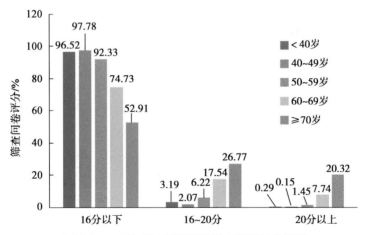

图 4-2　不同年龄人群慢阻肺筛查问卷评分情况

　　按照地区分组后,华中地区调查对象中,筛查问卷分数 <16 分、16~20 分、>20 分的占比分别为 67.10%、15.78%、17.11%,华北地区调查对象中上述比例分别为 83.50%、10.47%、6.03%,华东地区调查对象中上述比例分别为 73.49%、17.37%、9.14%,西北地区调查对象中上述比例分别为 85.18%、10.39%、4.43%,东北地区调查对象中上述比例分别为 70.11%、15.18%、14.71%,西南地区调查对象中上述比例分别为 75.83%、12.46%、11.71%。从上述数据可以看出,筛查问卷分数 16 分及以上的比例在华中地区最高,之后依次是东北地区、华东地区、西南地区、华北地区,西北地区比例最低(图 4-3)。

　　按照教育程度分组后,小学及以下调查对象中,筛查问卷分数 <16 分、16~20 分、>20 分的占比分别为 69.77%、11.35%、12.04%,初中 / 高中 / 中专调查对象中上述比例分别为 82.92%、11.35%、5.74%,大专及以上调查对象中上述比例分别为 87.66%、8.95%、3.39%。由此可见,筛查问卷分数 16 分及以上的比例在教育程度较高的调查对象中相对较低(图 4-4)。

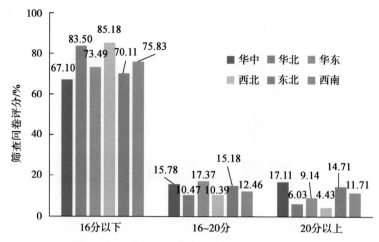

图 4-3 不同地区人群慢阻肺筛查问卷评分情况

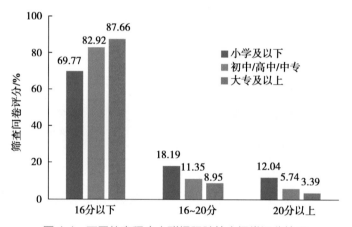

图 4-4 不同教育程度人群慢阻肺筛查问卷评分情况

第二节 慢阻肺高危人群患病率情况

前面已经提及,本章节中将筛查问卷评分 ≥ 16 分的研究对象定义为慢阻肺高危人群。由于"幸福呼吸"中国慢阻肺分级诊疗规范化推广项目依旧在进行中,考虑到现阶段在高危人群中开展支气管舒张剂吸入后肺功能检测的调查对象比例偏低,因此采用支气管舒张剂吸入前 $FEV_1/FVC<0.70$ 作为本章节慢阻肺的定义。

在慢阻肺筛查问卷评分 ≥ 16 分的研究对象中,目前共有 63 523 名研究对象接受支气管舒张剂吸入前肺功能检查,占筛查问卷 ≥ 16 分的比例为 33.17%。因此,对于本章节中慢阻肺高危人群患病率的分析基于这 63 523 名调查对象。在上述调查对象中,共有 20 070 名慢阻肺患者(支气管舒张剂吸入前 $FEV_1/FVC<0.70$,下同),占接受肺功能检查调查对象的比例为 31.59%,这一数值远远高于既往关于慢阻肺患病率的报道,因此,在一定层面上体现了慢阻肺筛查问卷对于慢阻肺患者的筛查作用。按性别分组后,男性调查对象中慢阻肺患者

占比为 34.37%，女性调查对象中慢阻肺患者占比为 26.71%。男性高于女性，符合既往流行病学调查患病率的性别差异。

　　按照年龄分组后，<40 岁、40~49 岁、50~59 岁、60~69 岁、≥ 70 岁调查对象中慢阻肺患者比例分别为 15.18%、19.96%、25.62%、31.07%、35.65%，慢阻肺患病率随着年龄的增加逐渐增高。男性 <40 岁、40~49 岁、50~59 岁、60~69 岁、≥ 70 岁调查对象中慢阻肺患者比例分别为 13.88%、20.58%、28.14%、34.00%、39.37%，女性 <40 岁、40~49 岁、50~59 岁、60~69 岁、≥ 70 岁调查对象中慢阻肺患者比例分别为 17.91%、18.75%、20.90%、25.57%、30.16%（图 4-5）。

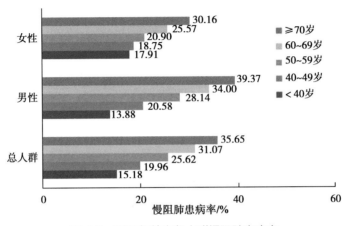

图 4-5　不同年龄高危人群慢阻肺患病率

　　按照地区分组后，华中、华北、华东、西北、东北、西南地区调查对象中慢阻肺患者比例分别为 47.49%、37.44%、22.06%、30.59%、27.48%、51.39%。从上述数据可以看出，以西南地区最高。之后依次是华中、华北、西北、东北，以华东地区最低。男性华中、华北、华东、西北、东北、西南地区调查对象中慢阻肺患者比例分别为 53.40%、40.69%、25.00%、32.25%、30.32%、52.56%，女性华中、华北、华东、西北、东北、西南地区调查对象中慢阻肺患者比例分别为 34.59%、32.54%、16.78%、27.91%、24.15%、48.72%。男性调查对象中慢阻肺患病率以华中地区最高，西南地区次之；女性调查对象中慢阻肺患病率以西南地区最高，华中地区次之。既往全国范围内的慢阻肺流行病学调查结果显示，在 40 岁及以上的一般人群中，慢阻肺患病率均以西南地区最高，与"幸福呼吸"中国慢阻肺分级诊疗规范化推广项目高危人群中慢阻肺患病率的结果一致。在其他地区的分布上，不同的调查结果存在一定差异，可能与不同调查研究在各个行政区划所覆盖的省市有一定关系（图 4-6）。

　　按照教育程度分组后，小学及以下、初中 / 高中 / 中专、大专及以上调查对象中慢阻肺患者比例分别为 31.74%、28.99%、21.78%。男性小学及以下、初中 / 高中 / 中专、大专及以上调查对象中慢阻肺患者比例分别为 36.74%、31.85%、23.95%。女性小学及以下、初中 / 高中 / 中专、大专及以上调查对象中慢阻肺患者比例分别为 25.51%、21.50%、16.12%。由此可见，慢阻肺患病率在教育程度较高的研究对象中相对较低（图 4-7）。

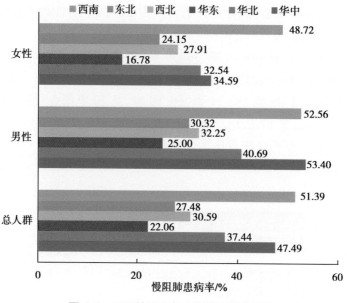

图 4-6 不同地区高危人群慢阻肺患病率

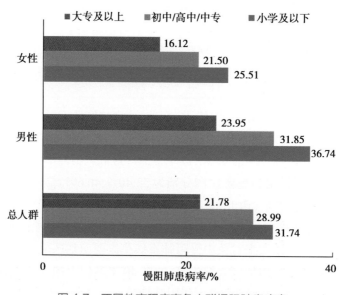

图 4-7 不同教育程度高危人群慢阻肺患病率

第三节 吸烟与二手烟暴露状况及其对慢阻肺的影响

一、吸烟暴露状况及其对慢阻肺的影响

（一）筛查人群吸烟暴露状况

在调查对象中,从不吸烟、吸烟人群比例分别为69.19%、30.81%,1~14包·年、15~30包·年、

≥ 30 包·年的调查对象占总调查对象比例分别为 10.94%、8.77%、11.10%。男性从不吸烟、吸烟人群比例分别为 43.98%、56.02%，1~14 包·年、15~30 包·年、≥ 30 包·年的调查对象占总调查对象比例分别为 19.68%、16.05%、20.09%。女性从不吸烟、吸烟人群比例分别为97.11%、2.89%，1~14 包·年、15~30 包·年、≥ 30 包·年的调查对象占总调查对象比例分别为1.25%、0.72%、0.92%（表 4-1）。

表 4-1 筛查人群吸烟暴露情况

单位：人

	总人群	男性	女性
从不吸烟	637 509（69.19%）	212 978（43.98%）	424 531（97.11%）
1~14 包·年	100 772（10.94%）	95 293（19.68%）	5 479（1.25%）
15~30 包·年	80 848（8.77%）	77 717（16.05%）	3 131（0.72%）
≥ 30 包·年	102 250（11.10%）	98 233（20.29%）	4 017（0.92%）

（二）吸烟人群慢阻肺筛查问卷评分情况

按照吸烟状态分组后，从不吸烟调查对象中，筛查问卷分数 <16 分、16~20 分、>20 分的占比分别为 87.40%、9.10%、3.51%，1~14 包·年调查对象中上述比例分别为 81.35%、12.66%、5.99%，15~30 包·年调查对象中上述比例分别为 64.60%、23.12%、12.29%，≥ 30 包·年调查对象中上述比例分别为 45.80%、28.57%、25.63%。由此可见，筛查问卷分数 16 分及以上的比例在吸烟暴露量更高的调查对象中相对也高（图 4-8）。

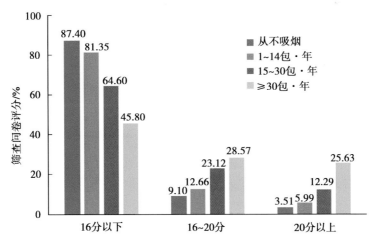

图 4-8 不同吸烟状态人群慢阻肺筛查问卷评分情况

（三）高危人群中吸烟与慢阻肺关系

按照吸烟状态分组后，从不吸烟、1~14 包·年、15~30 包·年、≥ 30 包·年调查对象中慢阻肺患者比例分别为 25.22%、33.34%、32.78%、35.62%。男性从不吸烟、1~14 包·年、15~30 包·年、≥ 30 包·年调查对象中慢阻肺患者比例分别为 27.15%、34.32%、32.94%、35.59%。

女性从不吸烟、1~14 包·年、15~30 包·年、≥ 30 包·年调查对象中慢阻肺患者比例分别为 24.45%、25.94%、30.56%、36.20%。由此可见,慢阻肺患病率在吸烟≥ 30 包·年的调查对象尤其是在女性调查对象中明显高于其他组别(图 4-9)。

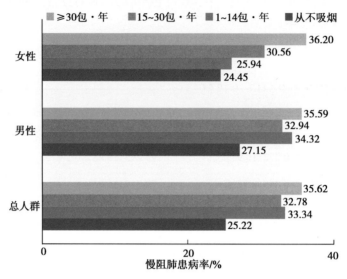

图 4-9 不同吸烟状态高危人群慢阻肺患病率

二、二手烟暴露状况及其对慢阻肺的影响

(一)筛查人群二手烟暴露状况

按照"幸福呼吸"中国慢阻肺分级诊疗规范化推广项目定义,二手烟是指吸烟者吸烟时,呼出的以及烟卷末端散发出的烟雾。在调查对象中,二手烟暴露比例为 47.61%,男性、女性调查对象的二手烟暴露比例分别为 51.25%、33.88%。调查对象中二手烟暴露频率几乎每天、平均每周有 4~6 天、平均每周有 1~3 天、平均每周 <1 天、没有以及不知道的比例分别为 11.47%、10.45%、14.91%、10.78%、43.85%、8.54%。男性二手烟暴露频率几乎每天、平均每周有 4~6 天、平均每周有 1~3 天、平均每周 <1 天、没有以及不知道的比例分别为 12.17%、12.34%、16.49%、11.25%、39.44%、8.31%,女性二手烟暴露频率几乎每天、平均每周有 4~6 天、平均每周有 1~3 天、平均每周 <1 天、没有以及不知道的比例分别为 10.92%、8.94%、13.63%、10.40%、47.39%、8.72%(表 4-2)。

表 4-2 筛查人群二手烟暴露情况

单位:人

	总人群	男性	女性
几乎每天	89 892(11.47%)	42 459(12.17%)	47 433(10.92%)
平均每周有 4~6 天	81 889(10.45%)	43 052(12.34%)	38 837(8.94%)
平均每周有 1~3 天	116 778(14.91%)	57 549(16.49%)	59 229(13.63%)

	总人群	男性	女性
平均每周 <1 天	84 451（10.78%）	39 259（11.25%）	45 192（10.40%）
没有	343 499（43.85%）	137 636（39.44%）	205 863（47.39%）
不知道	66 877（8.54%）	28 984（8.31%）	37 893（8.72%）

（二）二手烟暴露人群慢阻肺筛查问卷评分情况

按照二手烟暴露状态分组后,几乎每天有二手烟暴露调查对象中,筛查问卷分数 <16 分、16~20 分、>20 分的占比分别为 72.61%、18.49%、8.89%,平均每周有 4~6 天二手烟暴露调查对象中上述比例分别为 85.96%、9.76%、4.28%,平均每周有 1~3 天二手烟暴露调查对象中上述比例分别为 87.29%、9.21%、3.50%,平均每周有 <1 天二手烟暴露调查对象中上述比例分别为 88.02%、8.76%、3.22%,没有二手烟暴露调查对象中上述比例分别为 89.03%、7.94%、3.03%。由此可见,筛查问卷分数 16 分及以上的比例在二手烟暴露量更高的调查对象中相对也高(图 4-10)。

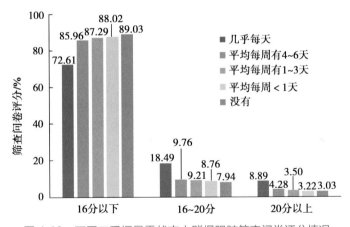

图 4-10　不同二手烟暴露状态人群慢阻肺筛查问卷评分情况

（三）高危人群中二手烟暴露与慢阻肺关系

按照不同二手烟暴露状态分组后,几乎每天接触二手烟、平均每周 4~6 天、平均每周有 1~3 天、平均每周 <1 天、没有接触二手烟的调查对象中慢阻肺患者比例分别为 31.36%、32.20%、30.93%、27.95%、27.93%。男性几乎每天接触二手烟、平均每周 4~6 天、平均每周有 1~3 天、平均每周 <1 天、没有接触二手烟的调查对象中慢阻肺患者比例分别为 37.24%、36.34%、35.73%、33.20%、32.80%。女性几乎每天接触二手烟、平均每周 4~6 天、平均每周有 1~3 天、平均每周 <1 天、没有接触二手烟的调查对象中慢阻肺患者比例分别为 27.67%、28.67%、25.91%、23.18%、24.26%(图 4-11)。

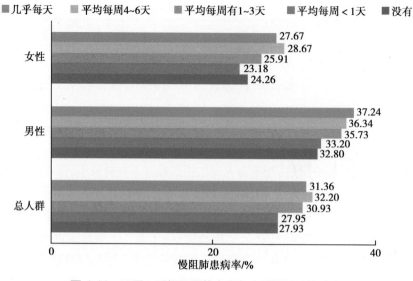

图 4-11 不同二手烟暴露状态高危人群慢阻肺患病率

第四节 生物燃料接触及其对慢阻肺的影响

一、筛查人群生物燃料接触状况

在调查对象中,有生物燃料暴露、无生物燃料暴露的比例分别为 28.25%、71.75%。男性有生物燃料暴露、无生物燃料暴露的比例分别为 27.39%、72.61%,女性有生物燃料暴露、无生物燃料暴露的比例分别为 29.17%、70.83%(表 4-3)。

表 4-3 筛查人群生物燃料暴露情况

单位:人

	总人群	男性	女性
无生物燃料暴露	723 564(71.75%)	377 887(72.61%)	345 677(70.83%)
有生物燃料暴露	284 932(28.25%)	142 543(27.39%)	142 389(29.17%)

二、生物燃料接触人群慢阻肺筛查问卷评分情况

按照是否有生物燃料接触分组后,无生物燃料接触调查对象中,筛查问卷分数 <16 分、16~20 分、>20 分的占比分别为 86.89%、9.28%、3.82%,有生物燃料接触调查对象中上述比例分别为 66.08%、20.18%、13.74%(图 4-12)。

三、高危人群中生物燃料接触与慢阻肺关系

按照有无生物燃料暴露分组后,有生物燃料暴露、无生物燃料暴露的调查对象中慢阻肺患者比例分别为 33.61%、31.87%。男性有生物燃料暴露、无生物燃料暴露的调查对象中慢

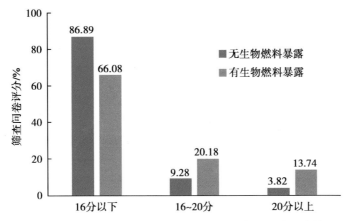

图 4-12　不同生物燃料暴露状态人群慢阻肺筛查问卷评分情况

阻肺患者比例分别为 35.78%、35.25%。女性有生物燃料暴露、无生物燃料暴露的调查对象中慢阻肺患者比例分别为 28.66%、27.22%（图 4-13）。

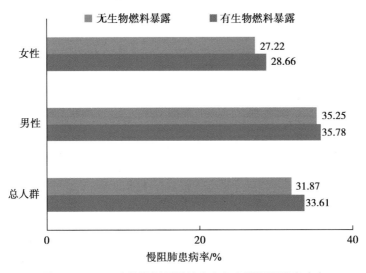

图 4-13　不同生物燃料暴露状态高危人群慢阻肺患病率

第五节　呼吸系统疾病家族史及其对慢阻肺的影响

一、筛查人群呼吸疾病家族史状况

在调查对象中，有呼吸系统疾病（慢性支气管炎、肺气肿、慢阻肺）家族史、无呼吸系统疾病家族史的比例分别为 6.42%、93.58%。男性有呼吸系统疾病家族史、无呼吸系统疾病家族史的比例分别为 6.69%、93.31%，女性有呼吸系统疾病家族史、无呼吸系统疾病家族史的比例分别为 6.14%、93.86%（表 4-4）。

表 4-4　筛查人群呼吸系统疾病家族史情况

单位:人

	总人群	男性	女性
无呼吸系统疾病家族史	943 710 (93.58%)	485 618 (93.31%)	458 092 (93.86%)
有呼吸系统疾病家族史	64 786 (6.42%)	34 812 (6.69%)	29 974 (6.14%)

二、有呼吸疾病家族史人群慢阻肺筛查问卷评分情况

按照是否有呼吸疾病家族史分组后,无呼吸系统疾病家族史调查对象中,筛查问卷分数<16 分、16~20 分、>20 分的占比分别为 83.58%、11.23%、5.19%,有呼吸系统疾病家族史调查对象中上述比例分别为 43.62%、28.85%、27.54%(图 4-14)。

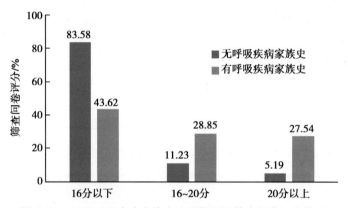

图 4-14　不同呼吸疾病家族史人群慢阻肺筛查问卷评分情况

三、高危人群中呼吸疾病家族史与慢阻肺关系

按照有无呼吸系统疾病家族史分组后,有呼吸系统疾病家族史、无呼吸系统疾病家族史的调查对象中慢阻肺患者比例分别为 32.40%、29.19%。男性有呼吸系统疾病家族史、无呼吸系统疾病家族史的调查对象中慢阻肺患者比例分别为 34.79%、33.40%。女性有呼吸系统疾病家族史、无呼吸系统疾病家族史的调查对象中慢阻肺患者比例分别为 27.95%、23.72%(图 4-15)。

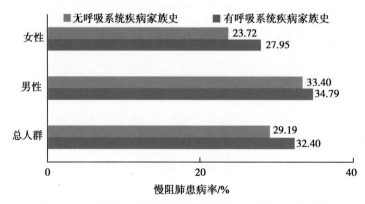

图 4-15　不同呼吸系统疾病家族史高危人群慢阻肺患病率

第二章

医师培训情况

第一节　全国规范化培训情况

　　"幸福呼吸"中国慢阻肺分级诊疗规范化推广项目组设计了规范化的"幸福呼吸"中国慢阻肺分级诊疗规范化推广项目医师培训方案,规范化培训分为针对全科医师和呼吸专科医师,制订了两套教程。全科医师的培训主题共 7 个,包括"慢阻肺的危险因素及诊断评估""肺功能检查的目的和意义""慢阻肺稳定期的管理""慢阻肺急性加重期的诊断和治疗""慢阻肺常见合并症""慢阻肺的常用治疗药物和使用方法""慢阻肺基层规范诊治"。呼吸专科医师的培训主题 10 个,包括"慢阻肺的危险因素及诊断评估""慢阻肺急性加重期的管理""慢阻肺常见合并症及其危险因素分析""慢阻肺合并呼吸衰竭的治疗""慢阻肺常用治疗药物和使用方法""无创呼吸机的使用及注意事项""雾化吸入治疗及氧疗""慢阻肺的终末期治疗——肺移植""戒烟门诊建设及戒烟治疗""慢阻肺的康复治疗"。以上内容均由国内呼吸专业领域的专家进行授课,课程视频长期放在"幸福呼吸"官方网站上,供学员随时随地进行学习。参与"幸福呼吸"培训项目的医师,首先在"幸福呼吸"官网上进行实名注册,然后进行在线学习。当全部课程学习完成后,进行在线测试,测试通过方可获得合格证书。截至 2019 年 10 月底,18 个试点地区共有 2 848 名医师(其中三级医院医师有 771 名,二级医院医师有 644 名,一级及以下医院医师有 1 433 名)进行注册,其中 1 483 名医师(其中三级医院医师有 466 名,二级医院医师有 253 名,一级及以下医院医师有 764 名)完成学习,并且均获得合格证书(表 4-5)。

表 4-5　18 个试点地区医师参加"幸福呼吸"规范化培训情况

单位:人

序号	地区	注册学员数	完成学习人数	合格人数
1	北京市	108	60	60
	全科医师	86	49	49
	专科医师	22	11	11
2	白银市	182	95	95
	全科医师	103	46	46
	专科医师	79	49	49

序号	地区	注册学员数	完成学习人数	合格人数
3	安康市	22	3	3
	全科医师	9	2	2
	专科医师	13	1	1
4	赤峰市	85	44	44
	全科医师	45	24	24
	专科医师	40	20	20
5	沧州市	154	104	104
	全科医师	65	40	40
	专科医师	89	64	64
6	潍坊市	204	44	44
	全科医师	114	28	28
	专科医师	90	16	16
7	周口市	381	244	170
	全科医师	241	168	168
	专科医师	140	76	2
8	遵义市	127	44	44
	全科医师	60	26	26
	专科医师	67	18	18
9	大同市	510	319	319
	全科医师	238	140	140
	专科医师	272	179	179
10	银川市	245	136	136
	全科医师	111	50	50
	专科医师	134	86	86
11	黄山市	82	15	15
	全科医师	45	10	10
	专科医师	37	5	5
12	锦州市	23	6	6
	全科医师	11	2	2
	专科医师	12	4	4
13	天津市	26	5	5
	全科医师	20	4	4
	专科医师	6	1	1

序号	地区	注册学员数	完成学习人数	合格人数
14	大庆市	99	81	81
	全科医师	34	25	25
	专科医师	65	56	56
15	通化市	236	208	208
	全科医师	149	136	136
	专科医师	87	72	72
16	呼伦贝尔市	59	9	9
	全科医师	32	8	8
	专科医师	27	1	1
17	湘潭市	103	46	46
	全科医师	44	21	21
	专科医师	59	25	25
18	怀化市	41	4	4
	全科医师	17	3	3
	专科医师	24	1	1

注:截至 2019 年 10 月 31 日。

除了规范化的培训课程,"幸福呼吸"中国慢阻肺分级诊疗规范化推广项目组结合 18 个试点地区的实际需求和项目质控过程中发现的问题,还邀请国内知名呼吸专业领域的专家进行了慢阻肺主题远程专题培训(如肺功能仪的操作等)285 次和慢阻肺病例讨论 84 次。一共有 36 万余人次参与了远程培训和病例讨论,其中远程培训 21 万余人次,病例讨论 15 万余人次。

第二节 18 个试点地区的个性化培训情况

在项目组规范化培训的基础上,18 个试点地区还开展了针对当地实际情况的个性化培训,18 个地区的实地培训和考核是项目组远程培训的有益补充,通过手把手的培训和面对面的答疑,不仅能解答基层医师的实际困惑,而且能实地检验培训质量。

截至 2019 年 10 月底,18 个试点地区共开展医师培训 414 场,培训人数 74 584 人次。其中 100 场培训进行了考核(考核形式主要以操作、闭卷考试、现场提问等形式为主),考核合格率在 88%~100%。培训的内容主要涉及了慢阻肺患者的规范化管理、慢阻肺的病因、诊断和治疗等方面。落实慢阻肺患者分级诊疗是"幸福呼吸"中国慢阻肺分级诊疗规范化推广项目的首要目标,18 个试点地区均首先开展慢阻肺规范化管理的培训,一共开展了 240 场,占总培训次数的 57.97%。筛查慢阻肺患者是"幸福呼吸"中国慢阻肺分级诊疗规范化推广项目的第一步,然而与高血压、糖尿病相比,目前基层医师对慢阻肺的认知率较低,甚至不知道肺功能是诊断慢阻肺的"金标准",更不知道如何操作肺功能仪,因此肺功能仪操作的培训也成了18个试点地区的培训重点,18个地区的牵头医院负责对基层大夫进行手把手的肺功能仪操作和结果解读的培训,一共开展了182场培训,占总培训场次的43.96%。吸入制剂、雾化剂是治疗慢阻肺的常用药,长期以来基层缺少吸入制剂和雾化剂,导致基层医师对这类药物的认知不足。白银市、沧州市、锦州市、天津市专门开展了针对吸入制剂和雾化剂的培训。病例讨论是将慢阻肺诊治知识融会贯通的有效方式,为进一步提升基层对慢阻肺的诊治能力,北京市、白银市、安康市、锦州市、天津市和通化市还组织了慢阻肺病例讨论。1974年,美国胸科医师学会首次提出呼吸康复的定义,认为其是一项日趋成熟的慢阻肺治疗方式,北京市、赤峰市、通化市3个地区还开展了关于呼吸康复的培训(图4-16)。

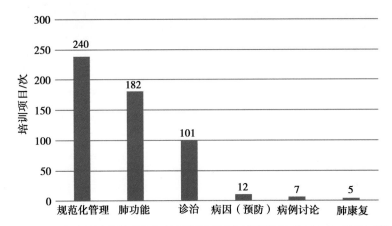

图4-16 十八个试点地区开展的医师培训项目(截至2019年10月31日)

第三章

公众知晓情况及宣教情况

第一节 公众知晓情况问卷调查

一、调查对象基本情况

截至 2019 年 10 月的公众慢阻肺知晓情况调查共收集有效问卷 536 581 份,其中男性较多,占 52.98%;年龄集中在 61~70 岁,占 38.08%;居住地则多在农村,占 62.48%;文化程度以小学及以下学历为主,占 55.82%(表 4-6)。

表 4-6 调查对象基本情况

单位:人

基本信息	人数	问卷筛查得分 ≥ 16 分	肺功能 $FEV_1/FVC<70\%$
性别			
女性	252 297(47.02%)	42 828(34.27%)	5 290(35.14%)
男性	284 284(52.98%)	82 140(65.73%)	9 762(64.86%)
年龄			
40 岁及以下	30 555(5.69%)	1 016(0.81%)	511(3.39%)
41~50 岁	97 916(18.25%)	3 602(2.88%)	1 301(8.64%)
51~60 岁	132 910(24.77%)	14 437(11.55%)	2 809(18.66%)
61~70 岁	160 963(30.00%)	48 743(39.00%)	5 732(38.08%)
71~80 岁	86 590(16.14%)	42 920(34.34%)	3 790(25.18%)
81 岁及以上	27 647(5.15%)	14 250(11.40%)	909(6.04%)
居住地			
城市	230 286(42.92%)	37 440(29.96%)	5 648(37.52%)
农村	306 295(57.08%)	87 528(70.04%)	9 404(62.48%)

续表

基本信息	人数	问卷筛查得分 ≥ 16 分	肺功能 FEV₁/FVC<70%
文化程度			
小学及以下	267 953 (49.94%)	81 045 (64.85%)	8 402 (55.82%)
初中	150 706 (28.09%)	27 406 (21.93%)	3 822 (25.39%)
高中	52 290 (9.75%)	8 054 (6.44%)	1 277 (8.48%)
中专	23 774 (4.43%)	3 236 (2.59%)	520 (3.45%)
大专	23 579 (4.39%)	3 073 (2.46%)	585 (3.89%)
本科	17 494 (3.26%)	2 063 (1.65%)	425 (2.82%)
硕士及以上	785 (0.15%)	91 (0.07%)	21 (0.14%)
合计	536 581 (100%)	124 968 (100%)	15 052 (100%)

二、公众对慢阻肺疾病知晓情况

在调查所有公众是否知道慢阻肺时,64.44% 表示完全不知道慢阻肺;在问卷筛查得分 ≥ 16 分的 124 968 慢阻肺高危人群中,60.16% 表示完全不知道慢阻肺;在肺功能 FEV₁/FVC<70% 的 15 052 慢阻肺患者中,68.41% 表示完全不知道慢阻肺。由此可见,不论是公众、慢阻肺的高危人群还是慢阻肺患者,对慢阻肺的知晓程度均处于较低水平(表 4-7)。

表 4-7 公众对慢阻肺疾病总体知晓情况

单位:人

疾病知晓情况	人数	问卷筛查得分 ≥ 16 分	肺功能 FEV₁/FVC<70%
完全不知道	345 782 (64.44%)	75 179 (60.16%)	10 297 (68.41%)
知道但不太了解	144 221 (26.88%)	38 045 (30.44%)	3 324 (22.08%)
知道	35 274 (6.57%)	9 034 (7.23%)	1 128 (7.49%)
比较了解	8 097 (1.51%)	2 052 (1.64%)	219 (1.45%)
非常了解	3 207 (0.60%)	658 (0.53%)	84 (0.56%)
合计	536 581 (100%)	124 968 (100%)	15 052 (100%)

三、公众对慢阻肺相关知识知晓情况

排除对慢阻肺完全不了解的公众,进一步调查其他 190 799 名公众对慢阻肺相关知识的知晓情况。调查显示,在慢阻肺危险因素方面,73.74% 的居民知晓吸烟者易患慢阻肺,但对粉尘烟雾和有害气体接触、反复呼吸道感染知晓程度仅在 30% 左右,说明居民对慢阻肺风险因素的认知仍需拓宽。在慢阻肺症状方面,75.28% 居民知晓慢性咳嗽是慢阻肺的症状,但对呼吸困难、喘息、胸闷、胸痛等症状的知晓率不到 50%。在药物治疗方面,仅有 46.81% 的居民知晓慢阻肺需要长期用药。在非药物治疗方面,公众普遍对戒烟的知晓程度较高,

77.84%的居民认为戒烟能让慢阻肺患者的病情减轻或不加重,但是对于改善营养状态和肺康复治疗是慢阻肺的非药物治疗方法的知晓率不到20%。

问卷筛查得分≥16分的高危人群和肺功能 $FEV_1/FVC<70\%$ 慢阻肺人群在各知识条目的正确率大致与总人群一致,在个别问题上有所差异。症状方面,问卷筛查得分≥16分的高危人群和肺功能 $FEV_1/FVC<70\%$ 慢阻肺人群对呼吸困难、喘息、胸闷条目的知晓程度高于总人群知晓率;药物治疗方面,问卷筛查得分≥16分的高危人群和肺功能 $FEV_1/FVC<70\%$ 慢阻肺人群均对茶碱和慢阻肺需要长期用药条目知晓程度高于总人群知晓率,另肺功能 $FEV_1/FVC<70\%$ 慢阻肺人群对糖皮质激素和 β_2 受体激动剂的认知程度高于总人群知晓率。虽然在部分问题上慢阻肺高危人群和慢阻肺患者知晓情况较好于公众,但是整体上知晓程度仍然处于较低水平。

综上,当前公众对慢阻肺相关知识的知晓仅停留在"吸烟是危险因素"和"症状是咳嗽"这两个知识点上,对于其他慢阻肺风险因素、症状、常用药、常用非药物治疗方法均知晓不足,需要进行更多、更深入地普及和推广(表4-8)。

表4-8 公众对慢阻肺相关知识知晓情况

单位:人

知识条目	总人群		问卷筛查得分≥16分人群		肺功能 $FEV_1/FVC<70\%$ 人群	
	正确人数	正确率	正确人数	正确率	正确人数	正确率
风险因素						
容易得慢阻肺的人群有哪些?						
吸烟者	140 687	73.74%	36 469	73.25%	3 417	71.86%
老年人	116 326	60.97%	30 028	60.31%	2 664	56.03%
粉尘烟雾和有害气体接触	61 165	32.06%	14 159	28.44%	1 543	32.45%
反复呼吸道感染	59 548	31.21%	14 515	29.15%	1 447	30.43%
厨房空气污染接触	44 601	23.38%	10 218	20.52%	1 078	22.67%
症状						
慢阻肺患者常有哪些不舒服?						
慢性咳嗽	143 634	75.28%	37 789	75.90%	3 451	72.58%
咳痰	114 382	59.95%	29 908	60.07%	2 748	57.79%
呼吸困难	85 718	44.93%	23 015	46.23%	2 197	46.20%
喘息	71 102	37.27%	19 399	38.96%	2 070	43.53%
胸闷	64 614	33.86%	16 938	34.02%	1 853	38.97%
胸痛	39 226	20.56%	8 870	17.82%	843	17.73%
脚肿	14 823	7.77%	3 597	7.22%	328	6.90%

续表

知识条目	总人群		问卷筛查得分≥16分人群		肺功能FEV₁/FVC<70%人群	
	正确人数	正确率	正确人数	正确率	正确人数	正确率
药物治疗						
哪些药物可以治疗慢阻肺?						
抗生素	66 580	34.90%	17 129	34.40%	1 339	28.16
茶碱	60 615	31.77%	16 186	32.51%	1 662	34.95
祛痰药	60 422	31.67%	15 509	31.15%	1 397	29.38%
糖皮质激素	38 395	20.12%	9 633	19.35%	1 075	22.61%
中药	33 475	17.54%	8 066	16.20%	718	15.10%
β_2受体激动剂	18 408	9.65%	4 272	8.58%	520	10.94%
抗胆碱药	17 622	9.24%	3 731	7.49%	418	8.79%
注射肺炎疫苗可以预防慢阻肺急性加重吗?	66 664	34.94%	15 742	31.62%	1 597	33.59%
慢阻肺要长期用药吗?	89 318	46.81%	24 191	48.59%	2 561	53.86%
非药物治疗						
戒烟能让慢阻肺患者的病情减轻或不加重吗?	148 512	77.84%	38 206	76.74%	3 613	75.98%
全身性的体育锻炼(如散步、体操、太极拳、上下楼、骑自行车等)能提高慢阻肺患者的抵抗力吗?	139 483	73.10%	34 285	68.86%	3 420	71.92%
慢阻肺有哪些非药物治疗方法?						
预防呼吸道感染	75 970	39.82%	18 077	36.31%	1 689	35.52%
使用清洁燃料或改善厨房通风	58 400	30.61%	13 713	27.54%	1 357	28.54%
职业防护	49 650	26.02%	10 780	21.65%	1 072	22.54%
氧疗	48 929	25.64%	12 227	24.56%	1 221	25.68%
改善营养状态	37 399	19.60%	8 383	16.84%	861	18.11%
肺康复治疗	36 881	19.33%	8 013	16.09%	884	18.59%
合计	190 799	100%	49 789	100%	4 755	100%

四、公众获取慢阻肺防治知识意愿情况

总计532 449人回答本题,在整体上对慢阻肺相关知识知晓水平较低的情况下,71.32%的公众表示愿意获取慢阻肺防治相关知识,在问卷筛查得分≥16分的慢阻肺高危人群和肺功能FEV₁/FVC<70%的慢阻肺患者中,愿意获取知识的人分别占到76.75%和82.78%。调查结果表明,公众对于慢阻肺相关知识的获取意愿较为强烈,相关部门及各级医疗机构应扩大慢阻肺知识普及受众,提高普通民众对慢阻肺的知晓程度(表4-9)。

表4-9 公众获取慢阻肺防治知识意愿情况

单位:人

意愿	人数	问卷筛查得分 ≥ 16 分	肺功能 $FEV_1/FVC<70\%$
愿意获取	379 746(71.32%)	95 217(76.75%)	12 393(82.78%)
无所谓	84 368(15.85%)	18 609(15.00%)	1 426(9.53%)
不愿意获取	68 335(12.83%)	10 233(8.25%)	1 152(7.69%)
合计	532 449(100.00%)	124 059(100.00%)	14 971(100.00%)

五、公众获取慢阻肺防治知识途径意愿情况

本题共532 344人作答,选择人数较多的3种获取慢阻肺防治知识途径分别是免费宣传资料(44.59%),广播或电视(38.51%),以及专家义诊或咨询、讲座(34.34%)。肺功能 $FEV_1/FVC<70\%$ 人群对免费宣传资料(45.26%)、定期门诊复诊(39.59%)和广播或电视(39.02%)的知识获取途径意愿较高,同时,问卷筛查得分 ≥ 16分的高危人群和肺功能 $FEV_1/FVC<70\%$ 的慢阻肺患者人群中,对专家义诊或咨询、定期门诊复诊及病友介绍这几个途径的获取意愿明显高于总人群意愿(表4-10)。

表4-10 公众获取慢阻肺防治知识途径意愿情况

单位:人

获取方式	人数	问卷筛查得分 ≥ 16 分	肺功能 $FEV_1/FVC<70\%$
免费宣传资料	237 352(44.59%)	55 037(44.32%)	6 791(45.26%)
广播或电视	205 006(38.51%)	47 794(38.48%)	5 855(39.02%)
专家义诊或咨询、讲座	182 795(34.34%)	46 605(37.53%)	5 747(38.30%)
定期门诊复诊	178 950(33.62%)	43 274(34.84%)	5 941(39.59%)
医护上门家访	149 953(28.17%)	40 171(32.35%)	4 467(29.77%)
报纸杂志	103 744(19.49%)	21 329(17.17%)	3 016(20.10%)
电话咨询	91 773(17.24%)	21 604(17.40%)	2 607(17.37%)
病友介绍	52 651(9.89%)	14 187(11.42%)	1 909(12.72%)
合计	532 344(100%)	124 194(100%)	15 005(100%)

第二节 公众宣教课程

一、"幸福呼吸"中国慢阻肺分级诊疗规范化推广项目开展以来18个地市公众宣教数量及课程内容

项目开展至今,18个地市共开展超过400场健康教育,总参与人次达79 237人次。课程内容包括防治常识、用药规范、稳定期管理、非药物治疗方法(戒烟、呼吸功能锻炼)等,涵

盖慢阻肺各方面相关知识。调查显示,各单位开展慢阻肺相关知识健康教育以综合性课程居多,专题课程则以药物规范化使用、戒烟宣讲及呼吸功能锻炼宣讲为主,其余专题课程包括自我管理、肺康复、家庭护理、症状判断、合并症等(图4-17)。

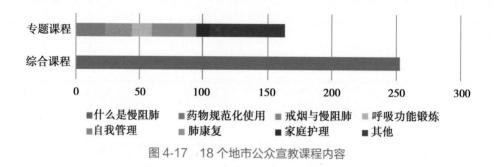

图 4-17　18 个地市公众宣教课程内容

二、"幸福呼吸"中国慢阻肺分级诊疗规范化推广项目开展以来公众宣教开展地点

项目开展以来,各地各级医疗机构多在医院及社区内进行健康教育,此外,各地根据地区及医疗机构不同情况,在各种场地开展慢阻肺健康教育。例如,大庆市根据本地区特点,在厂矿开展健康教育;银川市在各居民小区、公园等人群聚集处进行健康教育;沧州市深入医学专科院校进行慢阻肺相关知识宣讲等。各地积极在医院及社区内外普及慢阻肺相关知识的同时,拓宽推广范围,致力于让更多人了解慢阻肺、重视慢阻肺,最终达到早防早治的目的(图4-18)。

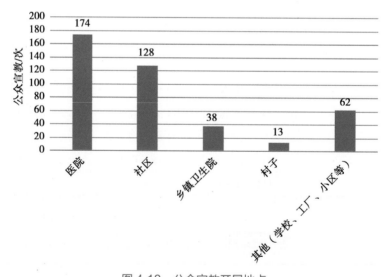

图 4-18　公众宣教开展地点

第四章

高危人群筛查情况

第一节　问卷和肺功能筛查情况

有效地在人群中识别慢阻肺高危人群，会在慢阻肺筛查工作中节约大量的人力、物力。广州医科大学附属第一医院的研究者，基于中国 19 800 名慢阻肺患者的实际情况，开发了慢阻肺筛查问卷 COPD-SQ，以求在基层更好地发现慢阻肺的高危人群，更有针对性地开展肺功能筛查工作。

肺功能检查和支气管舒张试验是诊断慢阻肺的"金标准"。传统的肺功能检查需要大型设备和专业操作人员的支持，无法在基层地区开展大规模筛查工作。而现在市场上也出现了很多手持式肺功能仪，这类设备轻巧、便携，测定结果与传统的肺功能仪有较好的一致性，使得"像测血压一样测肺功能"成为可能。

"幸福呼吸"中国慢阻肺分级诊疗项目提出，用 COPD-SQ 问卷识别慢阻肺高危人群，对 COPD-SQ 得分 ≥ 16 分以及有其他高危因素的慢阻肺高危人群行肺功能检查，从而在资源缺乏的基层医疗机构高效、快捷地开展慢阻肺筛查工作，实现慢阻肺早诊早治的目标。"幸福呼吸"中国慢阻肺分级诊疗规范化推广项目慢阻肺诊治规范化管理流程如图 4-19 所示。

从 2018 年起，我们已经在全国 18 个地市开展慢阻肺问卷筛查工作，目前填写了慢阻肺筛查问卷的共 1 008 518 人，其中 COPD-SQ 评分 ≥ 16 分共 191 498 人，占全部问卷筛查人群的 18.99%（表 4-11）。

行肺功能检查的共 114 379 人，肺功能呈现阻塞性通气障碍（$FEV_1/FVC<70\%$）的有 28 769 人，占全部肺功能筛查人群的 25.15%，其中行舒张试验者有 1 268 人，仅占阻塞性通气障碍人群的 4.4%。虽然培训要求各地开展舒张试验，但实际工作中支气管舒张试验的开展率相当低（表 4-12）。

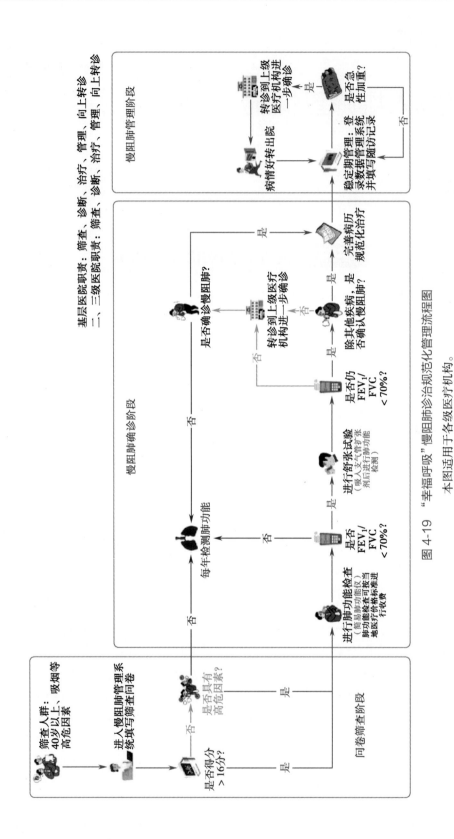

图 4-19 "幸福呼吸"慢阻肺诊治规范化管理流程图

本图适用于各级医疗机构。

表 4-11　各地区慢阻肺问卷筛查情况

单位:人

地区	问卷筛查人数	问卷得分 ≥ 16 分人数
安康市	8 432	3 638(43.15%)
白银市	430 595	56 645(13.02%)
北京市	8 397	2 210(26.32%)
沧州市	11 355	2 609(23.02%)
赤峰市	51 785	9 031(31.84%)
大庆市	2 178	360(16.52%)
大同市	91 858	11 438(12.45%)
呼伦贝尔市	20 888	3 899(18.67%)
怀化市	16 672	6 876(41.24%)
黄山市	144 186	35 758(24.80%)
锦州市	848	484(57.08%)
天津市	11 101	3 053(27.50%)
通化市	1 875	621(33.12%)
潍坊市	95 782	27 852(29.08%)
湘潭市	9 677	3 249(33.57%)
银川市	54 745	13 563(24.77%)
周口市	12 758	2 741(21.48%)
遵义市	30 906	7 471(24.17%)
合计	1 008 518	191 498(18.99%)

表 4-12　各地区肺功能筛查情况

单位:人

地区	肺功能筛查人数	舒张试验人数	肺功能异常人数
安康市	2 474	1	957(38.68%)
白银市	24 119	1	7 666(31.78%)
北京市	1 734	31	574(33.10%)
沧州市	2 272	0	623(27.42%)
赤峰市	5 273	51	1 679(31.84%)
大庆市	109	0	21(19.26%)
大同市	7 318	1	1 412(19.29%)

续表

地区	肺功能筛查人数	舒张试验人数	肺功能异常人数
呼伦贝尔市	1 778	2	450(25.31%)
怀化市	3 886	101	1 668(42.92%)
黄山市	3 726	0	1 275(34.22%)
锦州市	601	0	147(24.46%)
天津市	1 942	55	702(36.14%)
通化市	72	0	21(29.16%)
潍坊市	31 053	170	4 816(15.51%)
湘潭市	4 027	0	1 246(30.94%)
银川市	17 258	16	2 945(17.06%)
周口市	3 976	242	1 311(32.97%)
遵义市	2 761	597	1 256(45.49%)
合计	114 379	1 268	28 769(25.15%)

第二节 慢阻肺筛查成本分析

我们对于本筛查项目的成本进行估算,本项目成本大致包括以下几个方面,详见表4-13。

表4-13 慢阻肺筛查成本

成本	内容
人力成本	根据参与人员的收入和工作时长计算
非人力成本	
设备折旧	便携式肺功能仪的折旧
设备维护	更换涡轮的费用
耗材消耗	行肺功能检查时一次性吹嘴的消耗

我们通过方便抽样,向51家"幸福呼吸"中国慢阻肺分级诊疗规范化推广项目参与医疗机构调查了2018年各家医院慢阻肺基层筛查的相关情况,这51家医疗机构共配备用于慢阻肺筛查的便携式肺功能仪共127台。我们也向相关设备企业进行了咨询,以估算在市场环境下筛查项目的成本以"幸福呼吸"中国慢阻肺分级诊疗规范化推广项目中使用的简易肺活量计为例,肺功能仪的市场定价约5 000元,配套一次性吹嘴的市场定价约2元,涡轮设备更换的价格为500元,每个涡轮可以使用3 000次,按照折旧年限10年和净残值率为3%进行设备折旧的计算,详见表4-14。

表 4-14　慢阻肺筛查成本分析

明细	费用
肺功能筛查人数 / 人	83 300
筛出慢阻肺患者数 / 人	9 916
筛查活动次数 / 次	1 958
全年人力成本 / 万元	1.78
非人力成本 / 万元	24.53
全年筛查总成本 / 万元	26.31
每进行一例便携式肺功能检查的成本 / 元	3.16
每筛出一例慢阻肺患者的成本 / 元	26.53

从估算结果可以看出，按照上述条件估算，每进行一例便携式肺功能筛查的成本需要3.16 元，每筛查出一例患者的成本为 26.53 元，在不考虑人员培训、交通、场地等成本的情况下，便携式肺功能筛查与传统肺功能检查相比成本显著降低（以北京市为例，利用传统肺功能仪进行一次肺通气功能检查的价格为 75 元）。因此，"幸福呼吸"中国慢阻肺分级诊疗规范化推广项目的慢阻肺筛查模式，以便携式肺功能筛查为主，与传统模式相比有利于节约成本，而便携式肺功能仪操作简单、携带方便，更适合在医疗资源相对缺乏的地区开展慢阻肺筛查工作。随着技术的进步，便携式肺功能仪测量的性能提升后，也将使得基层慢阻肺筛查工作更有效率。

第五章

慢阻肺基层规范管理情况

第一节 长期治疗药物使用情况分析

慢阻肺患者在基层的规范化管理包括规律药物治疗、戒烟、定期肺功能检查、定期随访、及时处理急性加重事件等,其中,规律使用药物治疗是慢阻肺长期规范化管理的基石。慢阻肺长期使用的药物根据药物的使用方式可分为吸入药物、雾化药物、口服药物,根据药物作用时效可分为短效制剂、长效制剂,根据药物的化学分类可分为 β 受体激动剂、M 受体阻滞剂、糖皮质激素、茶碱等。随着慢阻肺长期治疗药物进入国家基药目录和医保目录,各地慢阻肺患者对慢阻肺治疗药物的可及性大大提高。分析各地慢阻肺患者药物使用情况,有助于了解各地慢阻肺患者药物治疗现状,对今后慢阻肺药物的配备具有指导作用。本项目对纳入慢阻肺规范化管理系统管理的 7 561 例患者(截至 2019 年 10 月 31 日)纳入管理系统初始时慢阻肺用药信息进行分析,结果详见表 4-15。分析结果可见,在项目实施地区,慢阻肺不同种类常用药物使用率均极低,除部分患者病例信息录入不完整之外,说明慢阻肺患者规范治疗率极低,继续在长期规范管理和治疗方面开展大量工作。

表 4-15　不同种类慢阻肺治疗药物使用比例

地区	吸入药物	糖皮质激素	茶碱类药物	口服 β 受体激动剂	中成药
安康市	0.47%	0	0.05%	0	0.04%
白银市	0	0	0	0	0
北京市	0.48%	0.01%	0.32%	0.02%	0.08%
沧州市	0.61%	0	0.49%	0.45%	0
赤峰市	0.08%	0	0.06%	0	0.04%
大庆市	0	0	0	0	0
大同市	0.03%	0	0.03%	0	0.01%
呼伦贝尔市	0.11%	0.02%	0.05%	0.01%	0.01%
怀化市	1.01%	0.08%	0.27%	0.01%	0

续表

地区	吸入药物	糖皮质激素	茶碱类药物	口服 β 受体激动剂	中成药
黄山市	0.01%	0.01%	0.01%	0	0.01%
锦州市	0	0	0	0	0
天津市	2.62%	0.05%	0.65%	0.02%	0.14%
通化市	0.91%	0.21%	0.53%	0	0.21%
潍坊市	0.16%	0	0.05%	0.01%	0
湘潭市	1.14%	0.24%	0.41%	0.09%	0.09%
银川市	0.13%	0.01%	0.09%	0.01%	0.08%
周口市	0.57%	0.27%	0.25%	0.05%	0
遵义市	0.25%	0.08%	0.30%	0.07%	0.03%
合计	0.12%	0.01%	0.06%	0.01%	0.01%

第二节 慢阻肺随访次数分布

慢阻肺患者定期随访是规范化管理的重要组成部分,定期随访项目包括定期肺功能检查、症状评估、合并症评估、药物治疗调整、生活质量评估等。根据我国卫生健康委员会发布的《慢阻肺分级诊疗实施方案》推荐,慢阻肺患者应 3~6 个月进行 1 次定期随访。截至 2019 年 10 月 31 日,共完成 1 853 人随访,项目各地随访次数情况详见表 4-16 和图 4-20。

表 4-16 各地区规范管理慢阻肺患者随访次数

单位:人

地区	随访次数				
	1 次	2 次	3 次	≥ 4 次	合计
银川市	480	148	15	6	649
沧州市	313	9	1	0	323
周口市	204	25	2	0	231
赤峰市	144	37	5	5	191
白银市	156	15	3	1	175
天津市	39	11	8	8	66
呼伦贝尔市	40	14	1	0	55
遵义市	50	3	1	1	55
黄山市	27	2	1	0	30

续表

地区	随访次数				
	1次	2次	3次	≥4次	合计
怀化市	26	1	0	0	27
北京市	10	6	0	0	16
安康市	11	3	1	0	15
湘潭市	9	0	0	0	9
潍坊市	7	0	1	0	8
大庆市	1	0	0	0	1
锦州市	1	0	0	0	1
通化市	1	0	0	0	1
合计	1 519	274	39	21	1 853

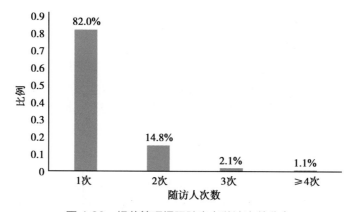

图 4-20　规范管理慢阻肺患者随访次数分布

第三节　慢阻肺急性加重次数分布

急性加重事件是影响慢阻肺患者预后最重要的因素,慢阻肺患者长期规范管理和治疗的最重要的目的即降低急性加重的风险,从而降低死亡率。我国尚缺乏最新的全国范围内慢阻肺患者急性加重的流行病学数据,本研究项目分析了纳入慢阻肺规范化管理系统管理的 7 561 例患者(截至 2019 年 10 月 31 日)在纳入系统初始时过去 1 年慢阻肺急性加重的次数,为了解我国慢阻肺患者急性加重情况提供了数据支持。各地区过去 1 年慢阻肺急性不同加重次数的人数详见表 4-17,加重次数分布如图 4-21 所示。

表 4-17　项目各地区过去 1 年慢阻肺急性不同加重次数的人数

单位:人

地区	过去 1 年慢阻肺急性不同加重次数					合计
	0 次	1 次	2 次	3 次	≥ 4 次	
安康市	15	31	55	11	13	125
白银市	108	21	14	5	6	154
北京市	157	21	23	4	2	207
沧州市	256	9	3	1	0	269
赤峰市	574	205	98	41	33	951
大庆市	9	2	4	0	1	16
大同市	451	171	20	3	4	649
呼伦贝尔市	453	84	42	10	14	603
怀化市	290	304	287	140	210	1 231
黄山市	124	17	5	2	6	154
锦州市	3	0	0	0	0	3
天津市	555	111	52	12	13	743
通化市	27	26	12	5	7	77
潍坊市	253	208	76	33	42	612
湘潭市	285	88	31	20	25	449
银川市	421	130	31	19	12	613
周口市	292	169	84	72	35	652
遵义市	1 139	271	182	124	124	1 840
合计	5 478	1 899	1 048	511	563	9 499

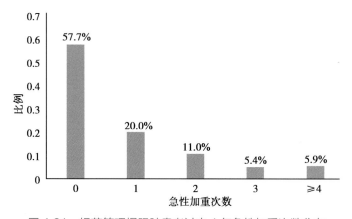

图 4-21　规范管理慢阻肺患者过去 1 年急性加重次数分布

第四节 mMRC 和 CAT 问卷分析

症状评估是慢阻肺患者综合评估的重要组成部分,同时是调整治疗药物,尤其是支气管舒张剂的依据。症状控制不佳的患者,会伴随生活质量下降、医疗花费增加等。症状控制不佳的患者,需要寻找原因,包括用药依从性、吸入技术、戒烟、合并症等情况,有针对性地调整治疗方案。因此,充分了解患者症状控制情况是管理慢阻肺患者的重要组成部分。目前国际及国内指南推荐的慢阻肺患者症状评估问卷是 mMRC 问卷和 CAT 问卷,本项目对纳入规范管理的慢阻肺人群进行了问卷评估,为了解我国基层慢阻肺患者症状负担提供了数据。分析结果显示,慢阻肺患者中 CAT 评分 ≥ 10 分患者占 68.5%,mMRC 评分 ≥ 2 分患者占 42.8%,说明我国慢阻肺患者相当部分患者症状较重、控制不佳,需要更充分的治疗。各地区情况详见表 4-18、图 4-22、表 4-19、图 4-23。

表 4-18 规范化管理慢阻肺患者 CAT 评分分布

单位:人

地区	不同 CAT 评分				合计
	<10 分	10~19 分	20~29 分	30~40 分	
安康市	33	40	122	30	225
白银市	78	73	76	7	234
北京市	88	68	41	20	217
沧州市	96	153	20	0	269
赤峰市	442	411	122	26	1 001
大庆市	9	6	5	3	23
大同市	274	246	100	33	653
呼伦贝尔市	425	117	54	8	604
怀化市	98	434	616	152	1 300
黄山市	76	32	34	16	158
锦州市	1	1	1	0	3
天津市	60	192	432	74	758
通化市	11	20	30	16	77
潍坊市	38	285	272	22	617
湘潭市	76	250	111	12	449
银川市	371	197	35	14	617
周口市	64	298	238	56	656
遵义市	824	601	413	40	1 878
合计	3 064(31.5%)	3 424(35.2%)	2 722(27.9%)	529(5.4%)	9 739

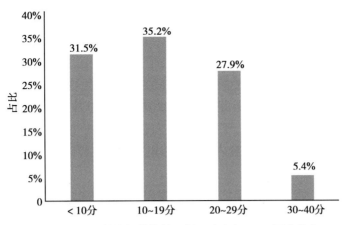

图 4-22 项目整体规范化管理慢阻肺患者 CAT 评分分布

表 4-19 规范化管理慢阻肺患者 mMRC 评分分布

单位:人

地区	不同 mMRC 评分				合计
	0~1分	2分	3分	4分	
安康市	27	51	76	0	154
白银市	149	36	10	0	195
北京市	154	38	15	4	211
沧州市	164	101	4	0	269
赤峰市	703	146	141	10	1 000
大庆市	8	5	5	0	18
大同市	468	113	64	6	651
呼伦贝尔市	533	42	22	4	601
怀化市	279	430	452	50	1 211
黄山市	127	5	24	1	157
锦州市	3	0	0	0	3
天津市	250	293	183	12	738
通化市	39	14	14	10	77
潍坊市	244	256	108	7	615
湘潭市	214	160	65	10	449
银川市	500	64	33	7	604
周口市	225	274	138	12	649
遵义市	1 323	323	174	38	1 858
合计	5 410(57.2%)	2 351(24.8%)	1 528(16.2%)	171(1.8%)	9 460

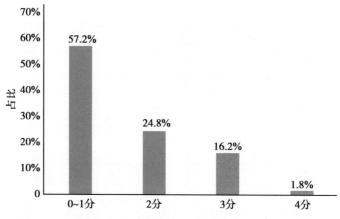

图 4-23　项目整体规范化管理慢阻肺患者 mMRC 评分分布

第五节　稳定期和急性加重期治疗情况

我国慢阻肺患者疾病负担巨大,相应带来的医疗花费负担也很巨大。慢阻肺急性加重期住院治疗是造成慢阻肺巨大经济负担的重要原因,国外研究显示积极开展稳定期慢阻肺规范管理,可减少慢阻肺急性加重频率,从而节约医疗开支。本项目亦对纳入规范管理的慢阻肺患者稳定期和急性加重期的治疗费用进行了调查,以期了解我国慢阻肺患者治疗费用的现状。本项目分析了纳入规范化管理系统的所有慢阻肺患者过去 1 年中急性加重次数(表 4-20)。

表 4-20　不同地区急性加重期治疗情况

地区	纳入规范管理患者过去 1 年急性加重及治疗情况			
	所有患者平均急性加重次数 / 次	急性加重患者平均住院次数 / 次	因急性加重住院平均住院日 / 天	因急性加重住院次均费用 / 元
北京市	0.48	1.00	18.20	5 140.00
白银市	0.57	1.29	11.29	4 271.43
安康市	1.81	NA	NA	NA
赤峰市	0.70	1.32	8.92	5 564.54
沧州市	0.07	1.00	9.00	13 750.00
潍坊市	1.08	14.10	9.25	8 010.10
周口市	1.09	1.24	8.52	6 868.32
遵义市	0.87	9.02	11.26	6 582.77
大同市	0.37	1.27	14.06	5 531.11
银川市	0.49	1.15	10.53	6 566.18
黄山市	0.42	1.89	13.21	6 346.58

续表

| 地区 | 纳入规范管理患者过去 1 年急性加重及治疗情况 | | | |
	所有患者平均急性加重次数 / 次	急性加重患者平均住院次数 / 次	因急性加重住院平均住院日 / 天	因急性加重住院次均费用 / 元
锦州市	NA	NA	NA	NA
天津市	0.41	1.13	13.28	25 663.16
大庆市	0.88	NA	NA	NA
通化市	1.38	1.41	9.27	9 003.86
呼伦贝尔市	0.46	1.29	14.52	6 548.60
湘潭市	0.80	1.62	10.04	9 996.66
怀化市	1.93	11.19	8.63	5 200.57
平均	0.87	6.41	10.50	7 407.00

第六节　慢阻肺双向转诊情况

慢阻肺已被纳入慢性病分级诊疗试点项目,我国卫生健康委员会已发布《慢阻肺分级诊疗技术方案》,为慢阻肺分级诊疗在全国的落地实施提供指导意见。其中,双向转诊是分级诊疗的重要组成部分,包括疑难危重患者的向上转诊和稳定明确诊断和治疗方案患者的向下转诊。本项目在实施地区对纳入规范管理的患者进行了调查,了解患者双向转诊情况以及原因,为慢阻肺分级诊疗的进一步推进,尤其是双向转诊机制的完善提供建议。分析结果显示,双向转诊患者仅占慢阻肺规范管理患者 11.8%,提示基层医疗机构与上级医院间仍需加强转诊协作,以真正推进分级诊疗工作的实施。具体转诊原因详见表 4-21。

表 4-21　慢阻肺患者双向转诊原因分布

单位:人

| 地区名称 | 上转原因 | | 下转原因 | | 合计 |
	出现合并症 / 并发症上转	上转确诊	下转到社区长期管理	其他	
安康市	29	12	0	3	44
白银市	2	16	0	2	20
北京市	2	2	2	2	8
沧州市	0	16	0	0	16
赤峰市	12	31	61	1	105
大同市	7	9	2	4	22
呼伦贝尔市	9	10	7	1	27
怀化市	58	55	8	9	130
黄山市	4	16	2	0	22

续表

地区名称	上转原因		下转原因		合计
	出现合并症/并发症上转	上转确诊	下转到社区长期管理	其他	
天津市	19	23	1	7	50
通化市	2	0	6	17	25
潍坊市	24	8	7	7	46
湘潭市	110	10	3	5	128
银川市	9	15	101	1	126
周口市	0	4	0	0	4
遵义市	43	12	6	39	100
合计	338	246	208	100	892

第六章

"幸福呼吸"试点地区卫生政策及其对慢阻肺诊治的影响

为促进"幸福呼吸"中国慢阻肺分级诊疗规范化推广项目筛查和管理工作落地实施,项目要求各地卫生行政部门首先印发红头文件支持项目在当地开展,才可以将该地区纳入项目试点地区。红头文件印发后,牵头医院方能将基层各级医疗机构及其卫生技术人员调动起来,参与培训、提升自身慢阻肺诊疗技术水平,广泛开展早期问卷筛查和肺功能检测,进而确诊、进行规范治疗并长期随访管理。但由于各地政府发文级别和支持力度不同,各地对慢阻肺防诊治工作重视程度差别较大,项目开展的工作数量和质量也有明显差异。

一、山东省潍坊市

1. "幸福呼吸"中国慢阻肺分级诊疗规范化推广项目被列入 2018 年潍坊市人民政府工作报告,潍坊市卫生健康委员会印发红头文件《关于开展"幸福呼吸"中国慢阻肺分级诊疗推广项目的通知》(潍卫字〔2018〕2 号)支持项目开展,并多次召开工作推进会,进行质控和工作督导。

2. 慢阻肺规范化诊疗用药已纳入当地医保。

二、内蒙古自治区赤峰市

1. 赤峰市卫生健康委员会下发文件《关于同意赤峰宝山医院为中日友好医院呼吸专科医联体慢阻肺协作组赤峰地区牵头单位的函》《关于印发赤峰市"幸福呼吸"慢阻肺分级诊疗推广项目实施方案的通知》(赤卫健办发〔2019〕61 号),赤峰市元宝山区卫生健康委员会下发《关于印发〈元宝山区"幸福呼吸"中国慢阻肺分级诊疗推广项目实施方案〉的通知》(元卫健办发〔2019〕86 号),宁城县、松山区卫生健康委员会专门组织辖区内各级医疗机构召开了"幸福呼吸"慢阻肺筛查工作启动会议,对推动"幸福呼吸"分级诊疗推广项目起到了巨大政策支撑作用。

2. 元宝山区、宁城县、松山区医保局已将慢阻肺诊疗基本药物纳入当地医保核销范围。

3. 赤峰市松山区、宁城县、元宝山区卫生健康委员会根据《关于印发内蒙古自治区 2018 年度基本公共卫生服务项目实施方案的通知》,结合《关于印发 2011 年基本公共卫生服务项目实施方案的通知》文件精神,制订"幸福呼吸"中国慢阻肺分级诊疗规范化推广项目工作绩效激励方案。元宝山区卫生健康委员会对"幸福呼吸"中国慢阻肺分级诊疗规范化推广项目给予激励专项资金:对筛查问卷 ≥ 16 分或 12~15 分(长期吸烟、长期粉尘暴露)者进行肺功能仪检查,每例给予 3 元经费补助,各卫生院和社区服务中心从公共卫生经费列支。

三、甘肃省白银市

1. 白银市政府将慢阻肺筛查项目纳入 2018 年白银市为民办实事工作中,卫生行政部门先并下发了《白银市慢性呼吸系统疾病综合防治工作方案(2017—2025 年)》(市政办发〔2017〕213 号)、《白银市卫生和计划生育委员会关于推进"幸福呼吸"中国慢阻肺分级诊疗推广项目实施工作的通知》(市卫医政发〔2018〕80 号)、《白银市卫生和计划生育委员会关于印发 2018 年白银市慢性阻塞性肺病目标人群筛查工作方案的通知》(市卫医政发〔2018〕39 号)等 22 个相关配套政策文件,保障项目的顺利实施。

2. 将慢阻肺纳入门诊特殊疾病范围,结算时乙类检查项目和药品费用自付 10%,剩余部分按 78% 比例报销。但是,基层慢阻肺治疗常用药物配备不理想。

3. 白银市政府拨专项资金 50 万元用于支撑基层开展大规模的问卷筛查及肺功能检查工作。

四、河北省沧州市

沧州市卫生健康委员会发布文件《关于参加国家呼吸临床研究中心·中日医院呼吸专科医联体慢阻肺分级诊疗项目的通知》,要求各医疗单位积极参加"幸福呼吸"慢阻肺分级诊疗项目,文件下达至市级医疗单位、县乡级医疗单位,甚至社区、村镇医疗单位。

五、贵州省遵义市

1. 遵义市卫生健康委员会下发了《关于做好国家呼吸临床研究中心·中日医院呼吸专科医联体慢阻肺分级诊疗项目的通知》《关于召开"幸福呼吸"中国慢阻肺分级诊疗推广项目启动会的通知》《关于召开"幸福呼吸"中国慢阻肺分级诊疗推广项目推进会暨培训会的通知》《遵义市"幸福呼吸"慢阻肺筛查与分级诊疗项目完成情况通报》等文件,成立了遵义地区呼吸专科医联体,鼓励全市各级医疗机构加入本地区呼吸专科医联体并与全国呼吸专科医联体对接,开展慢阻肺筛查诊治及健康宣教等工作,督促遵义地区"幸福呼吸"中国慢阻肺分级诊疗规范化推广项目的完成情况,确保项目的顺利开展。

2. 将慢阻肺规范化诊疗用药纳入遵义市医保报销范畴。

六、陕西省安康市

1. 安康市卫生和计划生育局下发《关于同意安康市中医院加入"幸福呼吸"全国慢阻肺分级诊疗推广项目的批复》,支持项目牵头医院。

2. 慢阻肺常用药物(包括吸入用糖皮质激素、长效 β_2 受体激动剂和长效 M 受体拮抗剂),已列入省医保、农合报销目录。

七、河南省周口市

1. 周口市卫生健康委员会下发红头文件《关于推进"幸福呼吸"慢阻肺分级诊疗项目的通知》(周卫医函〔2019〕19号),支持项目在周户口市开展。

2. 慢阻肺规范化诊疗用药纳入医保。

八、北京市朝阳区

1. 北京市朝阳区卫生健康委员会印发《关于参加国家呼吸临床研究中心(中日医院)呼吸专科医联体慢阻肺分级诊疗项目的通知》,要求全区社区卫生服务中心参与慢阻肺基层培训、问卷筛查、肺功能检测及规范化治疗,各类培训均由区卫生健康委员会基层科发文通知社区卫生服务中心负责人及项目负责人参加。

2. 慢阻肺规范化治疗药品纳入医保报销目录,所需药品在社区均可开到,并且将慢阻肺纳入基本公共卫生服务项目,按慢性病进行管理,患者可在社区开具长处方。

3. 由区财政匹配医联体经费,用于对社区基层医务人员进行慢阻肺诊疗知识培训。

九、湖南省湘潭市

1. 湘潭市卫生健康委员会下发《关于同意湘潭市中心医院加入"幸福呼吸"全国慢阻肺分级诊疗推广项目的批复》(谭卫函〔2018〕299号)、《关于同意成立湘潭市呼吸专科联盟的批复》(谭卫函〔2018〕300号)、《关于进一步推荐"幸福呼吸"中国慢阻肺分级诊疗推广项目的通知》《关于印发〈湘潭市慢性阻塞行肺病目标人群筛查工作方案〉的通知》等文件,结合呼吸专科联盟建设,加强人员培训,并将慢阻肺问卷筛查、肺功能检查及规范化管理任务目标分解到各医疗机构。

2. 慢阻肺规范化诊疗用药暂时未纳入当地医保。

十、山西省大同市

1. 大同市卫生健康委员会下发《关于开展"幸福呼吸"中国慢阻肺分级诊疗推广项目的通知》(同卫医发〔2018〕348号)、《关于推进"幸福呼吸"中国慢阻肺分级诊疗推广项目实施工作的通知》(同卫办医函〔2019〕567号),支撑项目在当地开展。

2. 已将慢阻肺规范化诊疗用药纳入乙类医保。

十一、天津市和平区

1. 天津市和平区卫生健康委员会下发《关于印发和平区开展"幸福呼吸"慢阻肺分级诊疗推广项目实施方案的通知》《和平区开展"幸福呼吸"慢阻肺分级诊疗推广项目实施方案"》(津和卫医〔2018〕63号)等文件,保证项目筛查任务保质保量完成。

2. 慢阻肺规范化诊疗用药已纳入当地医保,制订呼吸科常用药物名单,特别覆盖慢阻肺常用药物,协助基层社区进药。

3. 为南市社区卫生服务中心和新兴卫生服务中心拨款分别购置肺功能仪1台,每台15

万元,合计 30 万元。

十二、湖南省怀化市

1. 怀化市卫生健康委员会下发《关于参加国家呼吸临床中心·中日医院呼吸专科医联体慢阻肺分级诊疗项目的通知》(怀卫医函〔2018〕42 号)、《关于实施"幸福呼吸"中国慢阻肺分级诊疗项目的通知》(怀卫医函〔2019〕1 号)等文件,极大地推进了项目的开展。

2. 湖南省卫生健康委员会已将慢阻肺规范化诊疗用药部分纳入当地医保。

3. 湖南省卫生健康委员会结合呼吸专科能力提升工程给怀化市及湘西土家族苗族自治州 22 家县级人民医院下拨 70 万~200 万的建设经费,以及慢阻肺居家管理同质化培训、移动肺功能同质化培训经费达 50 万元。

十三、安徽省黄山市

1. 安徽省黄山市卫生健康委员会下发《关于印发黄山市呼吸与危重症专科医联体建设暨"幸福呼吸"中国慢阻肺分级诊疗推广项目实施方案的通知》(黄卫发〔2019〕14 号)、《关于成立黄山市呼吸与危重症专科医联体的通知》(黄卫发〔2019〕15 号),将筛查任务分解至各区县。

2. 慢阻肺规范化诊疗用药 雾化吸入噻托溴铵、异丙托溴铵气雾剂、沙丁胺醇气雾剂、舒利迭、信必可吸入剂等药物均纳入医保。

十四、吉林省通化市

1. 通化市卫生健康委员会下发《关于推进"幸福呼吸"中国慢阻肺分级诊疗推广项目实施工作的通知》(通市卫生计生委发〔2018〕145 号)、《关于召开"幸福呼吸"慢阻肺分级诊疗项目启动会议的通知》《关于收看慢阻肺知识网上直播培训的通知》(通市卫基层函〔2019〕8 号)等文件支持项目在当地开展。

2. 慢阻肺规范化治疗用药全部纳入医保。

十五、宁夏回族自治区银川市

1. 银川市卫生健康委员会下发《关于印发〈2019 年为民办实事项目为 2 万名 40 岁以上居民开展慢性阻塞性肺病筛查工作实施方案〉的通知》(银卫计发〔2019〕21 号),将"幸福呼吸"中国慢阻肺分级诊疗规范化推广项目延伸获批了银川市政府为民办实事项目,切实推进项目落地。

2. 慢阻肺规范化诊疗用药已纳入当地医保,如布地奈德福莫特罗粉吸入剂(160μg/4.5μg、320μg/9.0μg),噻托溴铵吸入粉雾剂,沙美特罗替卡松粉吸入剂(250μg/50μg、500μg/50μg),吸入用布地奈德混悬液、硫酸特布他林雾化液、乙酰半胱氨酸雾化液等。

3. 以"幸福呼吸"中国慢阻肺分级诊疗规范化推广项目为前提,开展 2019 年银川市政府为民办实事项目《免费为银川市 2 万名 40 岁以上居民进行肺功能筛查》,银川市政府部门拨款 260 万元,由银川市政府拨款招标购买呼吸家肺活量计(简易肺功能仪)100 台,用于项目筛查使用。

十六、内蒙古自治区呼伦贝尔市

1. 呼伦贝尔市卫生健康委员会下发《关于参加国家呼吸临床中心·中日医院呼吸专科医联体慢阻肺分级诊疗项目的通知》(呼卫计医字〔2018〕100号)、《关于呼伦贝尔市全面启动"幸福呼吸"中国慢阻肺分级诊疗推广项目目标人群筛查工作的通知》(呼卫计医字〔2019〕0116号)等文件。

2. 呼伦贝尔市慢阻肺规范化用药于2018年纳入当地医保。

十七、辽宁省锦州市

1. 锦州市卫生健康委员会下发《关于推进"幸福呼吸"中国慢阻肺分级诊疗推广项目实施工作的通知》(锦卫发〔2019〕36号),正式开启锦州地区项目的开展。

2. 慢阻肺规范化诊疗用药大部分纳入当地医保目录内。

十八、黑龙江省大庆市

1. 大庆市卫生健康委员会下发《关于参加国家呼吸临床中心·中日医院呼吸专科医联体慢阻肺分级诊疗项目的通知》,启动大庆地区项目开展。

2. 大庆地区慢阻肺规范化用药,如布地奈德福莫特罗粉吸入剂(160μg/4.5μg、320μg/9μg)、沙美特罗替卡松粉吸入剂(250μg/50μg、500μg/50μg)、噻托溴铵粉吸入剂(18μg)、多索茶碱等药均在医保范围内,但基层采购有困难。

第五部分

对慢阻肺相关政策的建议

一、加强人才队伍建设

落实国家《健康中国行动》《中国防治慢性病中长期规划》《"十三五"卫生与健康规划》等慢阻肺相关政策，进行慢阻肺防控中长期人才规划，加大对基层医疗机构卫生人员慢阻肺防治能力培训力度，将慢阻肺防治能力加入基层医疗机构考核体系，加强慢阻肺防治基层人才队伍建设。同时，加强人才政策保障，让基层医疗机构能够吸引人才且留住人才，不断提高基层慢阻肺防控能力。

二、基层医疗机构配备慢阻肺长期治疗用药

促进《国家基本药物目录（2018年版）》中新增的长效M受体阻滞剂（LAMA）、长效吸入激素（ICS）、ICS/LABA混合制剂等慢阻肺长期治疗药物和基本医保联动，为基层慢阻肺患者长期规范化管理提供必备条件。

三、基层医疗机构须配备肺功能仪

肺功能检查是慢阻肺诊断的"金标准"，基层医疗机构开展慢阻肺前期筛查及长期管理必须利用肺功能仪，其重要程度与心电图机、血压计及血糖仪相当。应重视基层医疗机构基本医疗设备配备情况，把基层医疗机构肺功能仪配备作为基本要求，提升基层医疗机构早期筛查出慢阻肺患者并实施早期干预治疗的能力。

四、推动慢阻肺患者健康管理纳入国家基本公共卫生服务项目

推动慢阻肺患者健康管理进入国家基本公共卫生服务项目，在以慢阻肺卫生经济学评价为依据争取公共财政投入的同时，考虑拓宽筹资渠道，在制订规范化投入及投入效果评估机制的情况下，积极引入社会力量，为慢阻肺防治体系建设提供公益性资金支持，从而开展大范围、长期、规范化慢阻肺管理工作。

五、推动慢阻肺分级诊疗服务技术方案的落实，促进各级医院慢阻肺管理信息系统的贯通

各级医疗卫生机构应对照《慢性阻塞性肺疾病分级诊疗服务技术方案》，明确各自在慢阻肺管理中的作用和任务，强化基层医疗机构慢阻肺预防、首诊、识别高危及疑似患者、诊断、稳定期治疗、康复治疗、患者教育和长期随访作用。同时，建立完善并严格执行双向转诊标准，建立基层医疗机构与二级、三级医疗机构间信息双向传达途径，基层医疗机构对上转患者进行信息追踪，二级、三级医院对下转患者进行药物使用、疫苗注射等长期管理情况信息收集，真正实现对患者的连续管理和无缝对接。

六、加强医疗联合体建设，强化呼吸专科医联体的引领作用

落实国家《关于推进医疗联合体建设和发展的指导意见》，依托呼吸专科医联体建立慢阻肺双向转诊路径，制定并完善医联体内慢阻肺患者双向转诊指标，为疑难危重患者建立绿

色转诊渠道,为患者生命安全提供保障。同时,在政府主导下,充分加强慢阻肺分级诊疗体系建设,发挥医联体技术引领、辐射和协同管理能力,以医联体为桥梁,促进基层医疗机构与二级、三级医疗机构间协同合作,加强医联体内慢阻肺诊疗技术交流,实现优质医疗资源有效下沉,提升基层医疗机构慢阻肺防控能力及慢阻肺规范化管理率。

七、落实健康中国行动,促进全民全社会重视慢阻肺,提高慢阻肺知晓率及有效管理率

鼓励和引导单位、社区、家庭、居民个人重视慢阻肺,对公众、慢阻肺高危人群及慢阻肺患者等不同群体开展不同内容的健康教育,同时针对不同群体获取慢阻肺知识途径的不同意愿,分别通过为公众发放免费宣传资料、广播或电视投放、新媒体推广、为慢阻肺患者进行专家义诊或咨询、定期门诊复诊等方式,加强慢阻肺相关知识普及力度,提高公众对慢阻肺的知晓程度,主动进行有效预防及自我管理。

八、加强慢阻肺领域科学研究及成果转化,促进相关产业发展

加大对慢阻肺防治领域规范化管理、卫生经济学评价、呼吸康复治疗等研究的投入力度。开发基层决策辅助系统、患者手机居家康复管理 APP 等慢阻肺防治及健康教育实用工具,促进科研成果转化应用。

第六部分

慢阻肺相关术语

1. **慢性阻塞性肺疾病（chronic obstructive pulmonary disease，COPD）** 简称慢阻肺，是一种以持续气流受限为特征的可以预防和治疗的常见疾病，气流受限多呈进行性发展，与呼吸道和肺对有毒颗粒或气体的慢性炎症反应增强有关。

2. **慢性呼吸疾病（chronic respiratory disease，CRD）** 是位于呼吸道和肺部其他组织的慢性疾病。世界卫生组织（World Health Organization，WHO）定义的慢性呼吸疾病主要指"可预防的"慢性呼吸疾病，如慢性阻塞性肺疾病、哮喘、呼吸道过敏性疾病、包括职业性肺病在内的间质性肺疾病、睡眠呼吸暂停低通气综合征和肺动脉高压等。

3. **慢性阻塞性肺疾病全球倡议（global initiative for chronic obstructive lung disease，GOLD）** 1998 年，在美国国家心肺血液研究所（National Heart，Lung，and Blood Institute，NHLBI）、美国国立卫生研究院（National Institutes of Health，NIH）和 WHO 协作下，GOLD 启动实施，其目标是基于已发表的优秀研究结果制订慢性阻塞性肺疾病患者评估、诊断、治疗等方面的全球管理推荐。自 2001 年第 1 版 GOLD 发布以来，历经多次全面修订。GOLD 2020 已于 2019 年 11 月 5 日发布，此次更新对于慢性阻塞性肺疾病诊治的基本原则没有作出改动。GOLD 2020 最主要的修改在以下 3 个方面：改进非药物治疗、增加嗜酸性粒细胞预测吸入性糖皮质激素（ICS）疗效作用方面的信息、增加急性加重的鉴别诊断。此外，GOLD 2020 不再提及哮喘 - 慢性阻塞性肺疾病重叠（asthma-chronic obstructive pulmonary disease overlap，ACO），而强调哮喘和慢性阻塞性肺疾病是不同的疾病，尽管它们可能具有一些共同的临床特征。

4. **发病率（incidence）** 表示在一定期间内，一定人群中某病新发生的病例出现的频率。

5. **患病率（prevalence）** 也称现患率或流行率，是指某特定时间内一定人群中某病新旧病例所占的比例。

6. **死亡率（mortality）** 表示在一定期间内，一定人群中，死于某病（或死于所有原因）的频率。其分子为死亡人数，分母为可能发生死亡事件的总人口数（通常为年中人口数）。

7. **疾病负担** 指由于疾病造成的损失，包括经济上的损失、生活质量的恶化和生命年的损失。对不同疾病负担的研究有助于确定需要优先解决的卫生问题，更有效地配置卫生资源，以及科学、合理地确定卫生防病的政策和策略。主要评价指标包括直接经济负担、间接经济负担、伤残调整寿命年（DALYs）、因过早死亡导致的寿命损失年（YLLs）、因伤残导致的健康寿命损失年（YLDs）、健康寿命年（healthy life years，HeaL Y）和质量调整寿命年（QALY）等一系列指标。

8. **伤残调整寿命年（disability adjusted life years，DALYs）** 指从发病到死亡所损失的全部健康寿命年，包括因早死所致的寿命损失年（years of life lost，YLLs）和因残疾导致的健康寿命损失年（YLDs）两部分。

9. **标准化率（standardized rate）** 简称标化率，采用统一的标准构成，以消除年龄、性别、病情轻重及病程长短等因素构成不同对病死率、死亡率、治愈率等的影响，使算得的标准化率具有可比性。通过选择统一参照标准，使算得的标准化率具有可比性。标准化率仅适用于相互间的比较，实际水平应采用未标化率来反映。

10. **标化 DALY 率** GBD 2016 统一采用 2000—2025 年世界人口的平均年龄结构作为

标准人口对 DALY 率进行标化。

11. **标化死亡率**　按标准人口年龄构成计算的死亡率。GBD 2016 采用 2000—2025 年世界人口的平均年龄结构作为标准人口对死亡率进行了标化。

12. **职业暴露**　指由于职业关系而暴露在职业活动产生或者存在的健康危险因素中,从而有可能损害健康或危及生命的一种情况。根据《中华人民共和国职业病防治法》,企业、事业单位和个体经济组织等用人单位的劳动者在职业活动中,因接触粉尘、放射性物质和其他有毒、有害因素而引起的疾病,称为职业病。卫生健康委员会、安全监管总局、人力资源社会保障部和全国总工会联合发布的《职业病分类和目录》中,与呼吸系统相关的职业病主要包括:①尘肺病,包括矽肺、煤工尘肺、石墨尘肺、碳黑尘肺、石棉肺、滑石尘肺、水泥尘肺、云母尘肺、陶工尘肺、铝尘肺、电焊工尘肺、铸工尘肺,以及根据《尘肺病诊断标准》和《尘肺病理诊断标准》可以诊断的其他尘肺病;②其他呼吸系统疾病,包括过敏性肺炎、棉尘病、哮喘、金属及其化合物粉尘肺沉着病(锡、铁、锑、钡及其化合物等)、刺激性化学物所致慢性阻塞性肺疾病、硬金属肺病;③肺癌,包括石棉所致肺癌、砷及其化合物所致肺癌、焦炉逸散物所致肺癌、六价铬化合物所致肺癌、毛沸石所致肺癌。

13. **老龄化(aging)**　老年人口比例超过 6.5%。

14. **慢阻肺急性加重期**　患者呼吸道症状加重,超过日常变异水平,需要改变治疗方案。表现为咳嗽、咳痰、气短和/或喘息加重,痰量增多,脓性或黏液脓性痰,可伴有发热等。

15. **慢阻肺稳定期**　咳嗽、咳痰和气短等症状稳定或症状轻微,病情基本恢复到急性加重前的状态。

16. **支气管扩张剂(bronchodilator)**　支气管扩张剂可松弛支气管平滑肌、扩张支气管、缓解气流受限,是控制慢阻肺症状的主要治疗措施。短期按需应用可缓解症状,长期规律应用可预防和减轻症状,增加运动耐力,但不能使所有患者的第一秒用力呼气容积(FEV$_1$)得到改善。与口服药物相比,吸入剂的不良反应小,因此多首选吸入治疗。主要的支气管扩张剂包括 β$_2$ 受体激动剂、抗胆碱能药物及茶碱类药物,根据药物作用及患者的治疗反应选用。

17. **β$_2$ 受体激动剂(β$_2$ receptor agonists)**　是一类能够激动分布在气道平滑肌上的 β$_2$ 受体产生支气管扩张作用的药物。按照药物对 β$_2$ 受体选择性的不同,可以分为选择性 β$_2$ 受体激动剂(如沙丁胺醇、沙美特罗)和非选择性 β$_2$ 受体激动剂(如肾上腺素、异丙肾上腺素)。选择性 β$_2$ 受体激动剂按药效的持续时间又可分为短效 β$_2$ 受体激动剂(SABA,维持 4~6 小时)如沙丁胺醇(salbutamol)、长效 β$_2$ 受体激动剂(LABA,作用维持 12 小时)如沙美特罗(salmeterol)。

18. **抗胆碱能药(anticholinergic agents)**　通过阻断节后迷走神经通路,降低迷走神经张力而起到舒张支气管、减少黏液分泌的作用,但舒张支气管的作用比 β$_2$ 受体激动剂弱。抗胆碱能药分为短效抗胆碱能药(SAMA,维持 4~6 小时)如异丙托溴铵(ipratropium)、长效抗胆碱能药(LAMA,作用长达 24 小时)如噻托溴铵(tiotropium)。

19. **吸入性糖皮质激素(inhaled corticosteroid,ICS)**　具有局部药物(肺内沉积)浓度高、呼吸道内药物活性大、疗效好和全身不良反应少等特点。与 β$_2$ 受体激动剂和/或茶碱合用有协同作用,可改善肺功能、健康状态和减少急性加重。

20. **吸入制剂** 指原料药物溶解或分散于合适介质中,以蒸气或气溶胶形式递送至肺部发挥局部或全身作用的液体或固体制剂,是支气管哮喘、慢性阻塞性肺疾病等呼吸系统疾病的首选治疗药物。吸入制剂主要包括吸入气雾剂、吸入粉雾剂和供雾化器用的液体制剂等。

联合吸入制剂主要包括 ICS/LABA、ICS/LABA/LAMA 等。

21. **定量吸入气雾剂(metered dose inhaler,MDI)** MDI 是指将药物、辅料和抛射剂共同灌装在具有定量阀门的耐压容器中,通过揿压阀门,药物和抛射剂便以气溶胶形式喷出。其装置小巧,便于携带,能反复定量给药。但对于使用者的操作技术要求较高,需要吸气与手动按压药物配合;药物的肺沉积率仅为 10% 左右,大部分沉积在口腔中。目前用于慢阻肺治疗的药物主要有硫酸沙丁胺醇吸入气雾剂(万托林)、异丙托溴铵气雾剂(爱全乐)等。

22. **干粉吸入剂(dry powder inhaler,DPI)** DPI 是指吸附着药物微粉的载体分装在胶囊或给药装置的储药室中,在吸气气流的作用下,药物微粉以气溶胶的形式被吸入肺内的制剂称为干粉吸入剂。目前用于慢阻肺治疗的药物主要有沙美特罗替卡松粉吸入剂(舒利迭)、布地奈德福莫特罗粉吸入剂(信必可都保)、噻托溴铵粉吸入剂等。

23. **软雾吸入剂(soft mist inhaler,SMI)** 软雾吸入剂是一种独特的吸入制剂。相较于传统吸入剂,软雾吸入装置具有降低对患者吸气流速的要求、高毛细管精准定量等特点。目前用于慢阻肺治疗的药物有噻托溴铵软雾吸入剂。

24. **呼吸康复(pulmonary recovery)** 通过准确的诊断、治疗、心理支持和教育,根据患者的具体情况制订综合性多学科方案,用以稳定、逆转肺疾病的病理生理和病理心理改变,争取患者在肺病理或生理功能损害和全身情况许可条件下能发挥最大呼吸功能的潜力。广义上,意味着为肺疾病患者提供良好的、综合的呼吸治疗。

中国18个地市
慢性阻塞性肺疾病
诊疗报告

销售分类 / 呼吸与危重症医学科

策划编辑 李小娜
责任编辑 李小娜
封面设计 李 蹊
版式设计 刘 茜

人卫智网
www.ipmph.com
医学教育、学术、考试、健康,
购书智慧智能综合服务平台

人卫官网
www.pmph.com 人卫官方资讯发布平台

ISBN 978-7-117-30789-5

定 价：69.00 元

关注人卫健康
提升健康素养